GESUND UND SCHÖN DURCH HEILERDE

G. A. Ulmer

GESUND UND SCHÖN DURCH HEILERDE

Günter Albert Ulmer Verlag · 78609 Tuningen

2. Auflage 1993

Postfach 40, 78609 Tuningen

Titelgestaltung, Layout,
Grafiken, Text:
G. A. Ulmer

Grafik Seite 24 und 71:
Helmut Pöschel

ISBN 3-924191-51-4

Inhaltsverzeichnis

Einleitung

Die natürliche Heilkraft der Erde können wir für unsere Gesundheit nützen. Alle Pflanzen, auch die Heilpflanzen, ziehen ihre Kräfte aus der Erde. Ohne die Pflanzenwelt hätten wir keine Nahrung und keinen Sauerstoff; die Erde ist also der wesentliche Nährboden für das Leben.

Bereits in der biblischen Schöpfungsgeschichte wird dies durch die Erschaffung des menschlichen Leibes, der aus Erde gebildet wurde, deutlich. In der Tat birgt die Erde, deren Elemente unerläßliche Bausteine aller Lebewesen und auch unseres Körpers sind, wahre Lebens- und Heilkräfte in sich.

Schon die alten Ägypter verwendeten Erde vom Ufer des Nils wegen der reinigenden und antiseptischen Eigenschaften zu Schlammbädern und zur Mumifizierung ihrer Toten. Auch die Inder, Babylonier und Assyrer nützten die Heilwirkungen der Erde.

Hippokrates lehrte vor etwa 2500 Jahren Natur-Heilkunst; er war der erste, der schriftlich Zeugnis vom Essen von Erde gibt. Er vertrat die Ansicht, daß der beste Arzt des Kranken seine in ihm wohnende Lebenskraft sei.

Der alte griechische Arzt Dioscurides, der ungefähr zu Beginn unserer Zeitrechnung in Sizilien lebte, rühmte die Wirkung der Erde als Heilmittel. Er sagte damals: „Die Erde füllt die Geschwüre mit Fleisch."

In seiner „Historia Naturalis" beschreibt der römische Gelehrte Plinius die therapeutischen Erden nach Wirkungen, Farbe, Geschmack und Aussehen.

Natürlich hingen die Beschaffenheit und der Reinheitsgrad vom entsprechenden Fundort ab. Man formte aus den jeweiligen Erden auch Tabletten und prägte ihnen spezifische Siegel ein. So entstand der Begriff der Siegelerde, der „Terra Sigillata". Solche Siegelerden unterstanden bestimmten Reinheitsgeboten. Die damals berühmteste Siegelerde stammte von der in der nördlichen Ägäis liegenden griechischen Insel Lemnos (Limnos).

Heilerden waren für Paracelsus die Grundsubstanz seiner Medikamente gegen die Pest. Zu seiner Zeit setzte man erfolgreich die Heilerde als eines der wirksamsten Mittel gegen die Pest ein.

Die Heilmethoden und das Heilwissen über die verschiedenen Erden haben vielfach gewechselt und Wandlungen erfahren. In dem Maße, wie die chemische Industrie und die Pharmazie für kranke Menschen Heilmittel produzierten, ging dann die Anwendung der Erde als Heilmittel sehr zurück und geriet fast ganz in Vergessenheit.

Leider hatten und haben die chemischen Mittel zum Teil auch Nebenwirkungen. Es gab deshalb eine Rückbesinnung auf die verschiedenen Naturheilmittel, denn die Heilkräfte der Natur aktivieren und fördern die Selbstheilkraft des Körpers. So erinnerte man sich auch wieder zunehmend der Heilkraft der Erde.

Pfarrer Kneipp, der Würzburger Professor Medizinalrat Dr. Stumpf, Pfarrer Felke, der als Lehmpastor berühmt wurde, und Adolf Just, der mit Löß-Heilerde große Erfolge erzielte und dessen Heilerde unter dem Namen „Luvos-Heilerde" bekannt wurde, trugen natürlich zur Wiederentdeckung der Heilerde entschieden bei.

Der höchste Ruhm der Heilerde ist, daß sie niemals schadet, wenn sie sinngemäß angewendet wird. Dazu hat sie einen sehr bescheidenen Preis. Die direkte Zufuhr von Erde in den Kreislauf unseres Stoffwechsels, den zum Teil die Tiere instinktiv bei Verletzungen und ernsten Schädigungen vornehmen, ist in ihrer Wirkung unzweifelhaft von großer Bedeutung auch für unsere Gesundheit.

Man vermutet, daß nicht nur die vielen in ihr enthaltenen Mineralstoffe, sondern auch die in ihr sich befindenden Mikroorganismen für die Heilkraft mitbestimmend sind.

Gerade im Stoffwechselgeschehen unseres Körpers sind besonders für therapeutische Zwecke Katalysatoren notwendig, die auf die vielfältigen Umwandlungen im Körper einwirken und Umsetzungen auslösen, die unsere Gesundheit fördern und wiederherstellen.

Die Heilerde ist ein diätetisches Mittel und wirkt als Lieferant notwendiger mineralischer Stoffe in ihren unveränderten natürlichen Eigenschaften. Sie ist zugleich auch ein energetisches Mittel und ein ausgezeichnetes Kosmetikum.

Im folgenden Kapitel befassen wir uns zuerst mit den verschiedenen Bestandteilen der Heilerde, damit wir ihre vielfältigen Wirkungen besser verstehen und auswerten können.

Die anorganischen Bestandteile der Heilerde
(Mineralien und Spurenelemente)

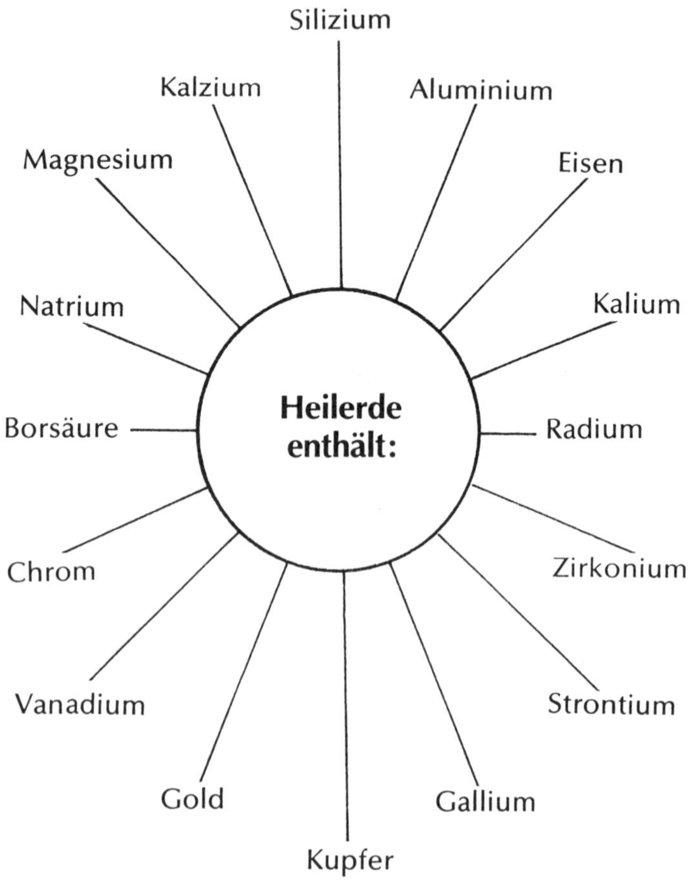

Woraus besteht Heilerde?

In der Regel findet ein magerer, dem Diluvium (lat. Schwemmland) entstammender Lehm oder ähnlich wirkender Löß als Heilerde Verwendung. Ein durch Verwitterung, Hitze und Kälte entstandener Gesteinsstaub wurde gegen Ende der Eiszeit durch Winde und Stürme oder durch Schmelzwasser der Gletscher zu den späteren Lagerstätten abgeschwemmt. Es bildete sich ein Lehm von großer Reinheit.

Heute wird im Taunus in 10 Metern Tiefe Löß, der dort als roher Staub im Diluvium abgelagert wurde, gestochen. Von Diluvium wurde der Name für die Heilerde „Luvos" abgeleitet.

Heilerde hat einen ungeheuer großen Reichtum an Kieselsäure in Form kleinster Quarzkörnchen. Außerdem ist die Kieselsäure in Form ihrer Salze, der Silikate, vorhanden, von denen die Silikate des Kalziums und Magnesiums, des Eisens und der Tonerde besonders in Frage kommen.

Die in der Schweiz unter Dr. H. Hähle's Heilerde „sandfrei" angebotene Heilerde stammt von einem Fundort im Kanton Bern. Sie enthält keinen Quarzsand, sondern kieselsaure Salze und den Hauptanteil des Eisens in Form der Oxidulverbindung. Sie ist wie ein hellgrüngraues Erdmehl, zeichnet sich durch ihre Weichheit aus und entstammt Böden, die aus Gesteinen vulkanischen Ursprungs entstanden sind.

Vom Wert der Kieselsäure

Prozentual am höchsten ist in der Heilerde der Gehalt an Kieselsäure in Form von Quarzsand oder kieselsau-

Verschiedene Bindegewebsarten

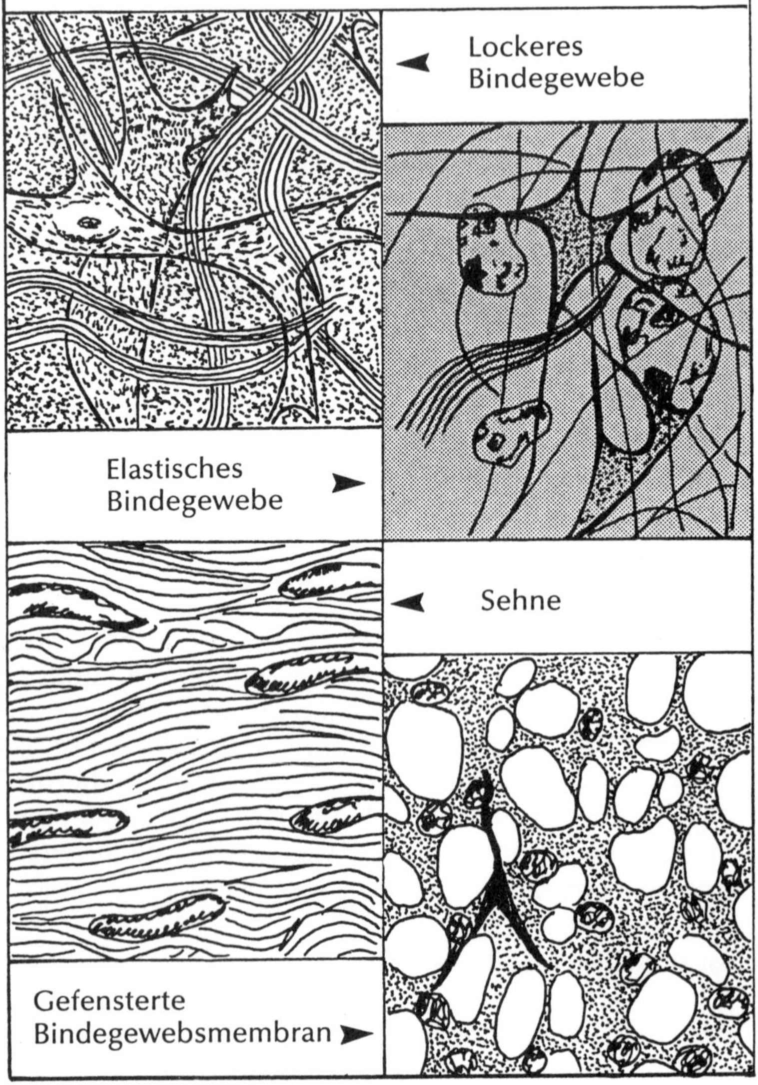

ren Salzen. Kieselsäure spielt nicht nur eine wesentliche Rolle im Aufbau der Erdrinde; sie ist zweifellos eine bedeutende Ursubstanz für jeden lebenden Organismus. Kein lebender Stoff kann ohne Kieselsäure bestehen.

Bei den Pflanzen hat Kieselsäure eine ganz wichtige Stützfunktion; besonders bei aufrechtstehenden Gräsern und Getreiden. Auch in unserem Körper ist sie äußerst wichtig für das Bindegewebe und für die Blutgefäße. Das Bindegewebe stützt alle Organe. Unzählige Bänder verbinden die Knochen untereinander zum tragenden Gerüst des Körpers. Bindegewebe tritt in vielerlei Form auf, von einer ziemlich lockeren elastischen Anhäufung von Fasern bis zu der festen, zähen Sehne, die den Muskel mit dem Knochen verbindet.

Junge Menschen haben einen entsprechend hohen Kieselsäuregehalt, der für einen elastischen Körper, für frische Haut, volle Haare, gesunde Zähne und schöne Nägel notwendig ist. Die ständige Abnahme des Gehalts der Kieselsäure im Bindegewebe trägt nicht unwesentlich zur Alterung des Organismus bei. Deshalb soll Kieselsäure besonders im Alter zugeführt werden, um einer Erschlaffung des Bindegewebes entgegenzuwirken. Die natürlichen, in Jahrmillionen gebildeten Silikate der Erde entfalten bei ihrem Eintritt in den Haushalt des menschlichen Körpers bei einzelnen Personen oft geradezu das Gefühl der Verjüngung und einer Steigerung der Leistungsfähigkeit.

Einen besonders günstigen Einfluß hat die Kieselsäure auf das Lungengewebe. Sie hat sich auch als Hilfe bei schweren Verschleimungen und quälendem Schleimhusten erwiesen, ebenso erfolgreich wird sie bei Furunkeln und auch bei Nieren- und Blasenleiden eingesetzt. Da Siliziumatome Gerüste bilden, spielen sie bei der

Heilung und Vernarbung von Wunden eine ganz wichtige Rolle.

Selbst jahrelange Kieselsäurezufuhr in dieser Form ist für den Körper vollkommen unschädlich, da in der staubfreien Heilerde die Kieselsäure in homöopathischen Dosen vorhanden ist. Zwar behaupten manche Menschen, daß Kieselsäure reizend wirke, doch ist es nach der biologischen Grundregel von Rudolf Arndt so, daß schwache Reize die Lebensfähigkeit anfachen, mittelstarke sie fördern, starke sie hemmen und stärkste sie aufheben.

Natürlich darf man hier Kieselsäure nicht isoliert betrachten, sondern in der Verbindung ihrer feinsten Form. Bei der Heilerde haben wir es mit einer Komposition von vielen Mineralstoffen und Spurenelementen zu tun. Auch hier gilt, was Prof. Kollath von der Vollwertnahrung sagte: „Es geht nicht darum, Einzelbestandteile nur isoliert zu sehen, sondern das Ganze in der Komposition. Das Ganze ist mehr als die Summe seiner einzelnen Teile". Selbstverständlich haben die einzelnen Stoffe ihre spezifische Wirkung, aber in der Zusammenwirkung mehrerer Stoffe ergeben sich oft neue Reaktionen und auch neue Heilwirkungen.

Kalzium und Magnesium

Neben der Kieselsäure (Silizium) finden wir in der Heilerde auch Kalk (Kalzium), der als kieselsaures bzw. kohlensaures Salz vorhanden ist. In keinem organischen Gewebe fehlt der Kalk. Wir brauchen ihn das ganze Leben hindurch, da ständig Knochen auf- und abgebaut werden. Eine der Hauptaufgaben des Kalziums ist es, das Zusammenziehen der Muskeln, auch des Herzmuskels, zu steuern. Wenn die tägliche Zufuhr nicht ausreicht, holt sich der Organismus die in den oberen Knochenschichten lagernden Kalziumsalze. Dadurch entstehen dann Knochenerweichungen und Knochenkrankheiten.

Kalk ist ein lebensnotwendiger Bestandteil des Zellkerns und damit jeder Zelle. Sobald der Zellkern seinen Gehalt an Kalk verliert, stirbt die Zelle ab und der gesamte Organismus leidet darunter. Während des Wachstums und besonders während der Schwangerschaft ist der Kalziumbedarf im Körper erhöht. Die Ärzte des klassischen Altertums empfahlen die Heilerde bei Schwangerschaft. Bekannt ist auch die Terra Siggilata Hierosolymitica (Jerusalem) aus einer Höhle in Bethlehem, die zur Steigerung der Milchbildung stillender Frauen Anwendung fand.

Auch Magnesium findet sich in der Heilerde. Zwischen Kalzium und Magnesium besteht ein Zusammenspiel im Körper. Ohne Magnesium können weder unsere Muskeln noch unser Nervensystem richtig arbeiten. Alle Zellen, und vor allem die Gehirnzellen, brauchen Magnesium. Magnesium aktiviert die Enzyme im Stoffwechsel des Körpers, die zur Verarbeitung von Fetten, Eiweißen und Kohlenhydraten notwenig sind und wirkt besonders anregend auf die Gallenabsonderung. Magnesium fördert auch die Widerstandskräfte des Körpers.

Eisen, Mangan und Aluminium

Neben Kieselsäure, Magnesium und Kalzium befinden sich auch Eisenoxid und Eisenoxidulsilikat in der Heilerde. Besonders die Oxidulverbindung passiert unverändert den Magen und sorgt für eine Gesundung der Darmschleimhaut. So wird Darmparasiten die Existenzmöglichkeit geraubt. Es wurde festgestellt, daß Heilerde eine günstige Wirkung gegen Würmer, sowohl Spul- und Madenwürmer, als auch gegen den Bandwurm hat.

Eisen ist Bestandteil des Hämoglobins, des roten Blutfarbstoffes, das für den Transport des Sauerstoffs im Blut verantwortlich ist. Ein Molekül Blutfarbstoff Hämoglobin, das vier Atome zweiwertigen Eisens enthält, bindet ein Molekül Sauerstoff. Das Eisen hat also eine zentrale Bedeutung für die Zellatmung.

Im Stoffwechsel der Zelle kann ein Sauerstoffmangel tiefgreifende Veränderungen verursachen; entweder stirbt sie ab oder sie kann sich in eine Krebszelle verwandeln. Die Förderung der Zellatmung ist bei der Krebsvorsorge von allergrößter Wichtigkeit. Fehlt es an Eisen, so sind hautpsächlich die roten Blutkörperchen betroffen. Jede zweite Frau zwischen 15 und 50 Jahren, wie Wissenschaftler der Weltgesundheitsorganisation warnen, ist wegen Eisenmangel anfällig für Infektionen. Im gesamten Organismus sind etwa 3 Gramm Eisen enthalten. Zur Vitalisierung älterer Menschen ist Eisen ganz besonders wichtig.

Ganz geringe Spuren von Mangan sind auch in der Heilerde zu finden. Mangan hilft in manchen Fällen, in denen Eisen ohne Wirkung ist. Auch Mangan ist am Transport des Sauerstoffs im Körper beteiligt. Die dem Mangan eigenen hohen Oxidationsstufen befördern den Sauerstoff in Lösungen an die Orte des Bedarfs, um sie dort abzugeben und wieder als einfache Oxide in den Kreislauf überzugehen.

Eine wichtige Sauerstoffverbindung des Aluminiums ist die Tonerde. Heilerde enthält davon etwa 15 Prozent. Nach Dr. Hähle scheint die Tonerde in ihrer Eigenschaft als Kolloid oder als Katalysator eine erhebliche Rolle zu spielen. Wie die Funktion der Pflanzenwelt gegenüber den vielen Bodensalzen von den Aluminiumverbindungen des Bodens beeinflußt und reguliert wird, so dürfte auch die Tonerde bei der Arbeit der Zellen unseres Verdauungskanals gegenüber der Erde eine aussuchende Wirkung haben.

Vielleicht bedingt gerade der Tonerdegehalt der Heilerde, daß der menschliche Körper aus der völlig neutralen Erde eben soviel der vorhandenen und ihm nötigen Elemente entnimmt, als er von den betreffenden Substanzen für seinen Zweck benötigt. Oft sind für das Gleichgewicht unseres Körpers nur winzige Bruchteile eines Milligramms (ein Milligramm ist ein Tausendstel eines Gramms) ausschlaggebend, da von dem betreffenden Stoff selbst nur wenige Milligramm im Körper vorhanden sind. Dr. Buttersack, Göttingen, erklärte dieses so: „Die unbewußt arbeitende lebende Substanz nimmt nur so viel von jedem Stoff auf, als sie braucht."

Bei der heutigen modernen Bewirtschaftung der Böden mit künstlichen Düngern und anderen Chemikalien verarmt die Ackerkrume an lebenswichtigen Mineralien. So muß man sich fragen, ob dem Körper überhaupt noch die Stoffe zur Verfügung stehen, die er für seine Gesunderhaltung dringend benötigt.

In der Heilerde haben wir auch heute noch ein vollwertiges Mineralprodukt, das keine Entziehung wichtiger Bestandteile erlebt hat. In ihr sind außer den bis jetzt angegebenen Stoffen auch noch weitere Spurenelemente wie Kalium, Kupfer, Titanverbindungen und Spuren vieler Stoffe, die sich kaum nachweisen lassen, die aber im Geschehen des Körpers auf die verschiedenen Lebensprozesse einen Einfluß haben. Was besonders die Assimilations-(Stoffwechsel)Prozesse fördert, ist eine ganz außerordentlich geringe Menge an Radium.

Radium als Heilfaktor

Nicht nur ihre chemische Zusammensetzung zeichnet Heilerde aus; sie besitzt auch ein äußerst geringes radioaktives Strahlungsvermögen.

Durch radioaktive Zerfallsvorgänge in der Erdkruste entsteht eine natürliche, schwache Radioaktivität. Diese Strahlung der Erde ergibt, zusammmen mit Strahlungen, die aus dem Kosmos einwirken, ein Strahlungsfeld, das mitbestimmend ist für die biologischen Prozesse auf der Erde.

Radium spielt, nach Dr. Hähle, in der entsprechenden billionenfachen Verdünung, wie wir sie in der Heilerde finden, die Rolle der Feder einer Uhr. Es ist eine treibende Kraft, welche den vielgestaltigen Lebensprozeß in einer gesunden Spannung erhält. Sie ist sozusagen ein Stimulans des Lebens.

Die Heilerde hat durch ihren alleräußerst geringen Radiumgehalt eine ganz spezifische Heilwirkung. Man rechnet nach homöopathischer Verdünnung etwa D 12, das wäre ein Tausendstel Milligramm in 1000 Kilogramm Boden, also eine fast unmeßbare Menge. Gerade dies ist mit ein wesentlicher Faktor, dem die Erde ihren Heilwert verdankt.

Wie bereits erwähnt, fachen nach der biologischen Regel ganz schwache Reize die Lebensfähigkeit an. Starke Reize dagegen, wie sie in der heute geschaffenen künstlichen Radioaktivität vorkommen, zerstören sie.

Wenn die Erdradioaktivität in den homöopathischen Dosen lebensfördernde und heilende Einflüsse auf die Assimilationsprozesse im Boden, auf die Pflanzen und auf unseren Körper hat, so hat die heutige Umweltradioaktivität und die durch künstliche Eingriffe mittels Kernreaktionen ausgelöste Bildung von radioaktiven Isotopen zellhemmende und zellzerstörende Wirkungen.

Heilerde kann im Körper einen Mangel an natürlicher Radioaktivität ausgleichen. Wie Laboruntersuchungen bestätigt haben, kann sie darüber hinaus durch ihre hohe Bindekraft ein gewisses Übermaß an Radioaktivität absorbieren und so einen gewissen Schutz geben vor radioaktiver Strahlung.

Durch ihre fast unmeßbare schwache Gammastrahlung wirkt Heilerde in die Tiefe und hat wegen dieser Durchdringungsfähigkeit eine besonders günstige Wirkung bei innerer Anwendung. Das Einnehmen der Heilerde führt infolge ihres langsamen Gangs durch den Verdauungskanal zu einer äußerst milden und ungefährlichen Einwirkung der wirksamen Bestandteile des Radiums auf die verschiedenen Teile des Körpers.

Viele Krankheiten entstehen durch Darmträgheit, was zu Stauungen der Blutbildung und der Blutreinigungsorgane führt. Durch Heilerde konnten Fälle von schwerer Darmträgheit behoben werden. Doch nicht nur die innere Anwendung, sondern auch die Anwendung von außen führt in die Tiefe, regt an und gleicht aus.

Pfarrer Kneipp war der Ansicht, daß manche Körperschäden und vielerlei Übel durch kein anderes Mittel so schnell und mit solcher Leichtigkeit geheilt werden können, wie gerade durch Heilerde. Die Heilerde soll und darf den Arzt nicht ersetzen, aber sie wird sicher manchen Arztbesuch unnötig machen. Sie wird oft auch zu einer schnelleren Besserung und Heilung führen. Deshalb wollen wir uns im nächsten Kapitel mit den einzelnen Wirkungen der Heilerde beschäftigen.

Einige der gesundheitsfördernden Eigenschaften der Heilerde

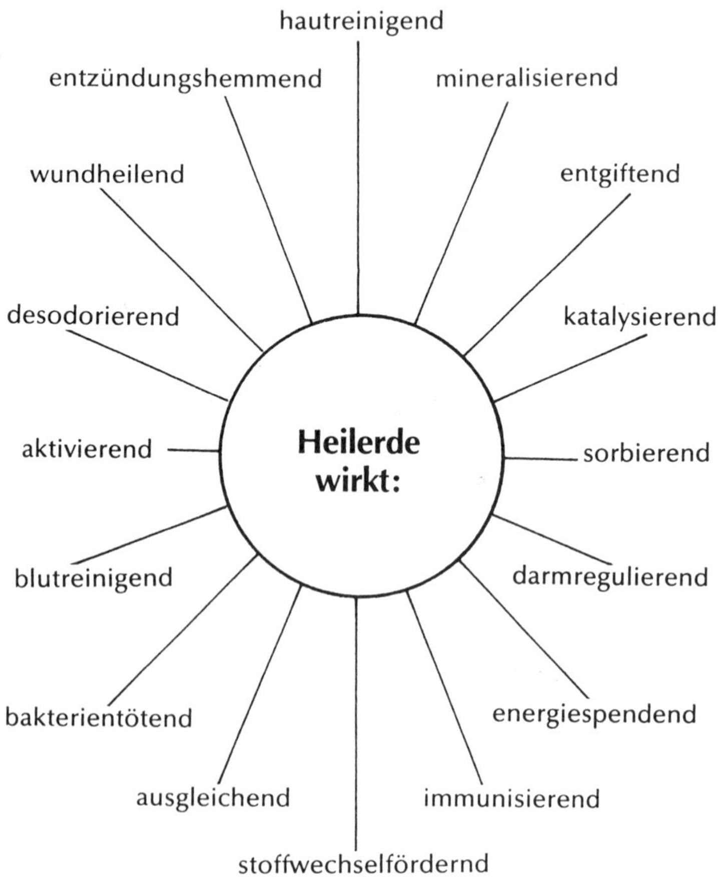

Wie wirkt Heilerde?

Die im Laufe von Jahrmillionen im Schoß der Erde aufgeschlossene und zum Teil auch im Glutkessel alter Vulkane erzeugte Heilerde ist mit der in ihr wohnenden „Urenergie" ein wertvoller Lieferant lebensnotwendiger Mineralstoffe und Spurenelemente. Sie hat darüber hinaus in ihrer äußerst fein verteilten Form als Bodenkolloide durch die Oberflächenspannung ihrer kleinsten Teile adsorbierende (anlagernde) und absorbierende (aufsaugende) Eigenschaften. Auf diese Weise kann die Heilerde Schad- und Giftstoffe und selbst Bakterien aufsaugen und binden und dadurch den Körper entgiften. Sie ist fähig, das Säure-Basen-Verhältnis zu harmonisieren und wirkt indirekt blutreinigend. Sie verursacht eine wertvolle Darmmassage und kann Darmträgheit beseitigen.

Die Heilerde, besonders die sandfreie, die aus vulkanischem Gestein entstanden ist, wird ohne Verstopfungs- und Reizerscheinungen von den Verdauungsorganen aufgenommen. Die Darmverhältnisse können durch sie in Ordnung gebracht und auch der Darm kann entgiftet werden. Schmerzen, Entzündungen, Verletzungen werden gelindert und verschwinden. Die Heilerde wirkt in die Tiefe, regt die Organe an, stabilisiert die Abwehrkräfte des Körpers und fördert die Stoffwechselvorgänge.

Die hohe Bindungskraft der Heilerde

Die Heilerde hat, wie bereits gesagt, sowohl adsorbierende (anlagernde) wie auch absorbierende (aufsaugende) Kräfte. Die Adsorption ist die Anlagerung von Ga-

Tonmineralmodell

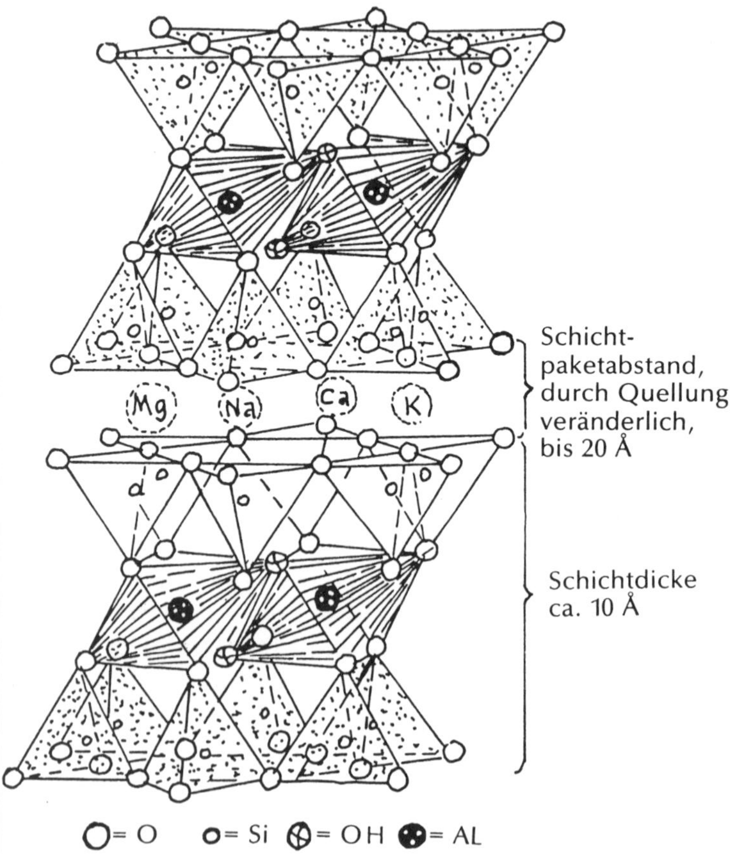

sen, Dämpfen oder gelösten Stoffen an feste Körper. Je größer die Oberfläche der festen Körper ist, um so größer ist die Adsorption.

Die Absorption ist die Aufnahme von Gasen, Dämpfen, festen oder flüssigen Stoffen und die gleichmäßige Verteilung im Innern des absorbierenden Stoffes, sowie die Aufnahme von Strahlungsenergie.

Die Absorptionsfähigkeit der Erde wird auch industriell genützt (z. B. Kieselgur als Filter).

Die feine Heilerde besteht aus mikroskopisch kleinen Teilchen, in der Größenordnung von tausendstel Millimetern. Dadurch verfügt sie über eine riesige Gesamtoberfläche und kann bei innerer und äußerer Anwendung große Mengen Schad- und Giftstoffe aufsaugen und binden.

Nach Dr. Ernst Mayer-Camberg trägt der hohe Montmorillonit-Gehalt (nach der franz. Stadt Montmorrillon genannt – es ist ein Schichtsilikat, bei dem der Abstand der Schichten des Kristallgitters mit dem Wassergehalt schwankt) der Heilerde dazu bei, daß die kristalline Gitterstruktur elastisch aufweitbar ist. Beim Kaolinitanteil (Tonerdesilikat) ist die Wasserbindung nicht rein physikalisch, sondern von den an der Oberfläche vorhandenen Ionen (Kalzium, Kalium, Natrium und Magnesium) abhängig.

Die hohe Bindungskraft der Heilerde mag zum großen Teil der fein verteilten Kieselsäure oder Verbindungen wie Silikaten von Eisen oder Tonerde bzw. deren Hydroxiden zugeschrieben werden. Sie ist also ganz besonders fähig, Stoffe an der Oberfläche anzulagern oder einzuschließen. Dadurch kann sie regenerierend und ordnend auf gestörte Funktionen einwirken und einen Ausgleich schaffen.

Unser Verdauungssystem

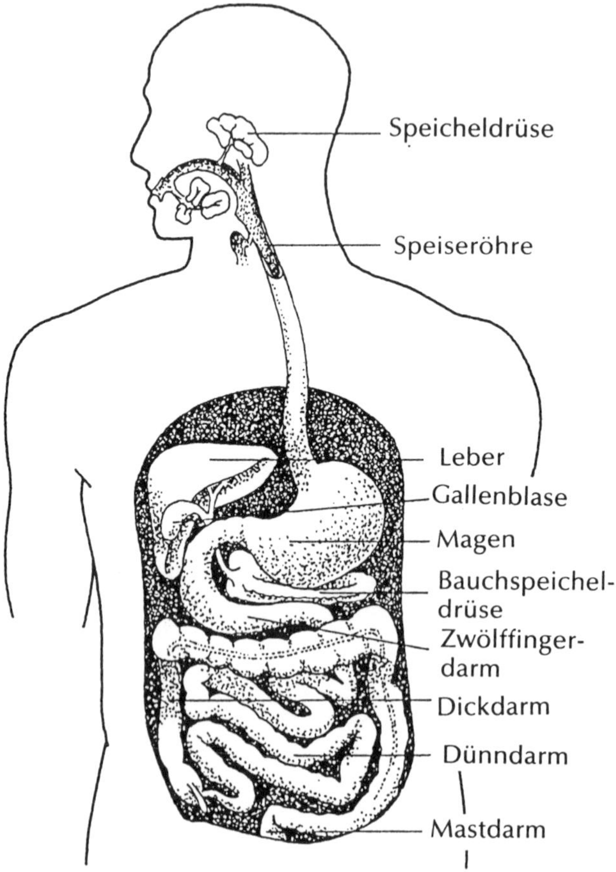

Giftstoffe gelangen auch mit der Nahrung und über die Atmung in den Körper

Durch ihre adsorptive Wirkung kann die Heilerde besonders die im Darm vorhandenen, durch die Bakterienflora daselbst erzeugten Toxine (Gifte) an sich binden und dadurch die lähmende Wirkung dieser Gifte auf die Nerven der Darmmuskulatur ausschalten. Auch die Bindung von Gasstauungen ist ungemein wichtig, da sich ihre gefährlichen Wirkungen nicht nur auf den Darmkanal, sondern auch in verhängnisvoller Weise auf den ganzen Körper erstrecken können, besonders beim Übertritt giftiger Darmgase in die Blutbahn.

Die Adsorptions- und Absorptionsfähigkeit der Heilerde hat unzählige positive Wirkungen auf das Körpergeschehen. Auch die Heilung eines Furunkels ist durch die absorbierende Wirkung zu erklären. Bei ihrer äußeren Anwendung zeigt sich Heilerde in dieser Hinsicht besonders günstig. Stinkende und eiternde Geschwüre werden durch Waschen mit Heilerdewasser und Erdwasser-Kompressen geruchlos.

Heilerde als Entgifter und als Helfer bei Darmbeschwerden

Heute wird unser Organismus mit vielen Stoffen von außen bedroht. Luftverschmutzungen, Pestizide, Schwermetalle, Belastungen des Trinkwassers, schädliche Konservierungs- und Giftstoffe in Nahrungsmitteln können in den Körper gelangen. Aber auch Stoffwechselgifte können im Körper selbst entstehen und das Blut belasten. Durch Einnahme von Heilerde werden Giftstoffe absorbiert, dann neutralisiert und ausgeschieden. So können allergische Reaktionen verhindert werden.

Auch bei der Anwendung von außen steht die aufsaugende Wirkung der Heilerde im Vordergrund. Giftstoffe

Röntgenbilder über Bewegungen des Dickdarminhalts

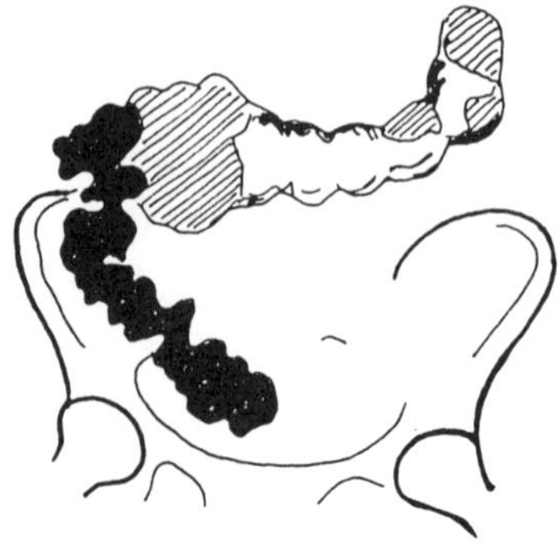

Das Tiefschwarze bedeutet den Kotstrang, das Schraffierte die Blähungen. Im rechten Winkel sichtbare große Blähungsansammlung.

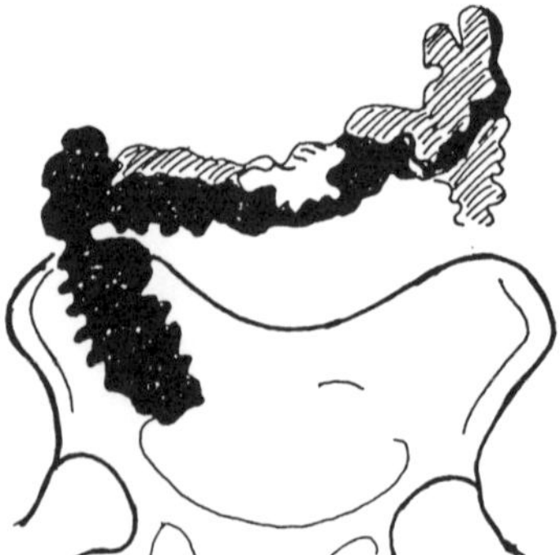

Durch die Kotbewegung ist die Blähungsansammlung in den linken Winkel verschoben. Im Querdarm ist über dem Kotstrang eine Schicht von Blähungen sichtbar.

werden aus den Poren ausgeschwemmt, entzündliche Absonderungen auch aus der Tiefe, Talg und Schweiß werden aufgesaugt. Örtliche Anwendung bietet sich auch im Mund-Rachen-Bereich an.

Bei inneren Entzündungen sorbiert Heilerde nicht nur die Gifte, sondern beschleunigt durch Aluminiumsilikat und Kieselsäure auch die Heilung. Hier läßt sich die äußere Wirkung der Heilerde auch auf das Innere übertragen.

Französische Forscher haben mit pathogenen Keimen durchsetztes Wasser mit Heilerde (Lehmpulver) durchsetzt. Einige Zeit später, als sich der Lehm abgesetzt hatte, war das Wasser keimfrei. Die pathogenen Keime fanden sich absorbiert im Lehm, sie waren aber nicht vernichtet. Innerlich eingenommene Heilerde wird mit den Giftstoffen ausgeschieden; äußerlich angewendete Heilerde bindet die Krankheitsstoffe an sich und sollte deshalb niemals ein zweites Mal verwendet werden.

Doch wir kommen noch zu einem ganz wesentlichen Punkt, der bereits erwähnt wurde. Mehr als 30 Prozent der Bevölkerung leiden an Verstopfung. Bekanntlich werden, nach Dr. med. Kiesswetter, im Verdauungsprozeß beim Aufspalten der Eiweißkörper sehr giftige Stoffe gebildet, die als Phenol, Indol, Skatol, Schwefelwasserstoff und Merkaptan nachgewiesen werden. Aus dem Kohlenhydrat-Stoffwechsel kommen Fettsäure, Milchsäure, Alkohol und Methan. Eine ganze Reihe dieser Darmgifte wird im Körper entgiftet; und zwar in der Richtung des Blutstroms von der Darmwand zur Leber und zur Lunge.

Durch Zivilisationseinflüsse, einseitige Ernährung, Antibiotika-Behandlung, Medikamenten-Mißbrauch oder Strahlentherapien kann sich die Zusammensetzung der

Die Doppelrolle der Bauchspeicheldrüse

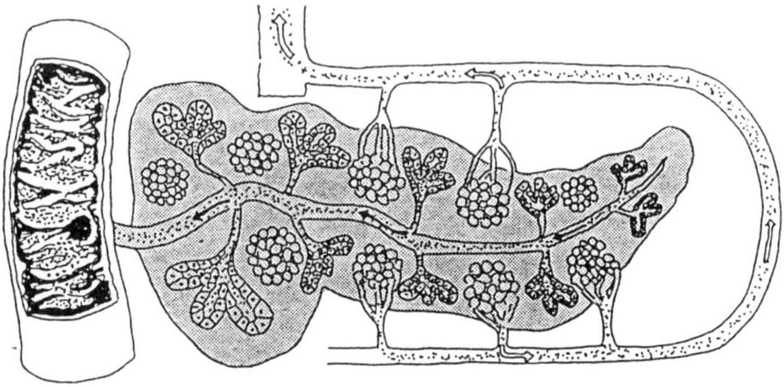

Die Bauchspeicheldrüse ist eine Drüse mit äußerer und innerer Sekretion.
Nach außen gibt sie in den Zwölffingerdarm täglich etwa ¾ Liter Bauchspeichel ab, der Fermente enthält zur Verdauung von Fett, Eiweiß und Kohlenhydraten.
Nach innen bauen die „Inseln" der Bauchspeicheldrüse das Hormon „Insulin" auf, das direkt ins Blut abgegeben wird und dorthin gelangt, wo Zucker verbraucht wird.
Wird zu viel Insulin hergestellt, dann sinkt der Blutzuckerspiegel, wird zu wenig hergestellt, dann steigt er und es besteht Gefahr von Zuckerkrankheit.

Darmflora – Darmbakterien erfüllen eine wichtige Aufgabe – von gesundheitserhaltenden (Eubiose) zu krankheitsfördernden Bakterien (Dysbiose oder Dysbakterie) negativ verändern.

Besonders im kranken Darm befinden sich große Mengen Bakterien. Sie bedingen meist eine abnorme Gärung des Darminhaltes und machen sich durch starke Blähungen bemerkbar. Gefährlich wird der Übertritt giftiger Darmgase in die Blutbahn.

Der Druck der Blähungen wirkt auch auf die Bauchspeicheldrüse und auf deren in den Zwölffingerdarm mündenden Ausführungsgang. Der Verdauungssaft kann nicht mehr genug in den Darm abfließen. Dies mindert die Verdauung der Fette so sehr, daß sich viele unverdaut im Kot befinden. Der Kot kann sich immer mehr anhäufen, wodurch die Blähungen noch vermehrt werden. Blähungen können eine geregelte Tätigkeit der Bauchspeicheldrüse in Frage stellen. Ebenso kann die Tätigkeit der Leber und der Nieren beeinträchtigt werden. So kann man verstehen, daß die Erkenntnis des Nobelpreisträgers und russischen Biologen Metschnikoff „der Tod sitzt im Darm“ nicht abwegig ist.

Ein zu langes Verweilen des Stuhls im Darm kann zu einer schleichenden chronischen Selbstvergiftung führen, die wichtige Organe schädigen kann. Auch viele Krankheiten wie Rheuma, Gefäßschäden und Arteriosklerose, Bluthochdruck, Nierenkrankheiten, Nervenleiden, Drüsenstörungen können durch Stuhlverstopfung gefördert werden. Der größte Teil der chronischen Krankheiten verdankt sein Entstehen der Darmträgheit. Gestaute Darminhalte werden zur ausgiebigen Brutstätte von Bakterien.

Der bekannte Darmarzt in Karlsbad, Dr. Xaver Mayer, sagte: „Unter der Blutverderbnis leiden besonders die

Nerven, von deren Mitwirkung die Verdauung, der Blutkreislauf und die Tätigkeit des Gehirns hauptsächlich abhängt. Wir kennen eine Reihe winzigster Lebewesen, Bakterien oder ihre Stoffwechselprodukte, die, ins Gehirn gelangt, ganz gewaltige Veränderungen des ganzen inneren und äußeren Menschen hervorrufen können. Kein Organ ist dankbarer für die durch Besserung der Verdauung entstehende Blutverbesserung als das Gehirn und die Nervensubstanz. Das Gehirn lebt wieder auf, der Geist wird klar, die Seele frei und froh das Gemüt".

Einer gestörten Darmflora ausschließlich mit Hilfe von Medikamenten oder Antibiotika entgegenzuwirken, ist nicht ratsam, da solche Mittel auch die „guten" Darmbakterien abtöten würden.

Zur Darmgesundung kann kein Abführmittel beitragen. Der Darm wird immer träger und schlaffer, wie bei einem Muskel, der nicht gebraucht wird.

Hier bietet sich die Heilerde an. Durch ihre kleinen Partikel bewirkt sie eine Mikromassage im Darm. Sie verstärkt die Sekretion ohne Reizung und regt die Verdauung an. Außerdem schafft sie Ballaststoffe, die die Ausleitung verstärken. Ganz wichtig ist die Tatsache, wie schon eingangs erwähnt, daß Heilerde Schad- und Giftstoffe und selbst Bakterien aufsaugt, bindet und abführt. Hierdurch wird der Darm entgiftet. Darüber hinaus bindet sie die Gase des Verdauungskanals. Dadurch entsteht eine Druckentlastung, die Verkrampfungen lösen sich, die Verdauungsorgane werden entlastet und können regenerieren und heilen.

Natürlich muß an dieser Stelle gesagt werden, daß bei Stuhlverstopfung, Darmproblemen und Darmerkrankungen eine Umstellung auf Vollwerternährung ganz wichtig ist. Genauso wichtig ist es auch, täglich genügend Wasser zu trinken, denn mit wenig oder ohne Wasser läuft im Organismus gar nichts. Milliarden von Stoffwechselreaktionen können nur mit Wasser normal ablaufen.

(Literaturhinweis: G. A. Ulmer „Ernährung mit Vernunft", Ulmer Verlag, 7201 Tuningen).

Die blutreinigende und entsäuernde Wirkung der Heilerde

Die Heilerde ist nicht nur reich an Mineralien, sondern auch an Enzymen. Enzyme gehören zu den Vitalstoffen, sind Steuerungshilfen und verhelfen den Vitaminen zur Wirksamkeit. Sie entgiften den Organismus, sie sind wichtig für die normale Darmfunktion, spielen bei der Atmung und Blutgerinnung eine Rolle und helfen bei der Behandlung von entzündlichen Wunden. Einige Enzyme in der Heilerde sind in der Lage, Sauerstoff zu binden, so daß das Blut gereinigt und gleichzeitig angereichert werden kann.

Außerdem ist zu bedenken, daß in flüssigem Zustand die Teilchen der Erde häufig negativ geladen sind und eine starke Anziehungskraft auf positiv geladene Teilchen haben. Da die meisten Giftstoffe im Körper positiv geladen sind, werden sie von der Heilerde angezogen. Die homöopathische Radioaktivität der Heilerde macht den Austausch zwischen negativen Teilchen und positiven Teilchen noch wirksamer.

So, wie jedes Teilchen eines Magnets die Eigenschaften des Ganzen in sich trägt, so hat auch jedes Teilchen der Erde eine bestimmte Masse an Energie von der mächtigen magnetischen Kraft der Erde.

Giftstoffe, wie bereits gesagt, werden im Gewebe durch die Heilerde absorbiert, dann neutralisiert und zuletzt ausgeschieden. Es erfolgt eine Bindung und Ausscheidung der Giftstoffe in den Körperflüssigkeiten wie Blut, Lymphe und Galle. Heilerde entgiftet also das Blut. Folgen einer Eigenvergiftung sind Allergien, Ekzeme, Furunkel, Rheuma, Arthritis, Gicht, Nervosität, Migräne usw. Heilerde kann durch Entgiftung bei diesen Krankheitserscheinungen helfen. Ein mit Stoffwechselgiften belastetes Blut ist die Ursache vieler Krankheitsentwicklungen. Die Beseitigung von schädlichen Beimengungen des Blutes dürfte eine wesentliche Hilfe sein zur Gesundung eines Patienten.

Da unser Blut zu einem Fünftel aus Säuren und zu vier Fünfteln aus Basen besteht, ist der pH-Wert des Blutes bei etwa 7,4 leicht basisch. Steigt der Säuregehalt des Blutes an, kommt es zur Übersäuerung des Blutes. Wenn das Gewebe aber sauer und die roten Blutkörperchen dadurch starr geworden sind und sich in den Kapillargefäßen festklammern, kommt es zum Säuretod des Gewebes.

(Literaturhinweis: G. A. Ulmer „Die Heilkraft von Hafer und Hirse“, Ulmer Verlag, 7201 Tuningen).

Heilerde sorgt im Magen für den Ausgleich des Basen- und Säure-Verhältnisses. Sie neutralisiert stickstoffhaltige Abfallstoffe und scheidet Säuren aus, was zu einem ausgeglichenen pH-Wert des Blutes führt, das ja leicht basisch ist. Heilerde bindet nur überschüssige Säure. Es kommt also nicht zu einer absoluten Neutralisation.

Außerdem ist in der Heilerde aus vulkanischem Ursprung auch Jod enthalten, das der Blutversäuerung entgegenwirkt. Wichtig ist natürlich, auch in der Ernährung zu beachten, säurebildende Nahrungsmittel, wie isolierte Kohlenhydrate (Zucker, weißes Mehl), weitgehendst zu vermeiden und basische Lebensmittel zu bevorzugen. Eine Ernährungsumstellung kann den Körper und auch das Immunsystem stärken.

Für die Aufbesserung der Blutverhältnisse könnte etwa die Dosis von einer Messerspitze bis zu einem Teelöffel Heilerde, gelöst in einem Glas Wasser, täglich getrunken, hilfreich sein.

Heilerde als Katalysator, als Energieträger und als Regulator des Immunsystems

Da im menschlichen Organismus unzählige chemische Prozesse, Reaktionen und biologische Vorgänge ablaufen, ist der Körper auf Katalysatoren angewiesen. Ein Katalysator ist in der Regel ein Stoff, der auch in sehr kleinen Mengen durch seine Anwesenheit chemische Reaktionen herbeiführt, beeinflußt oder die Geschwindigkeit der Reaktion verändert, ohne dabei verbraucht zu werden.

Für die Arbeit, die die über 100 Billionen Zellen unseres Körpers leisten, benötigen sie Steuerungshilfen. Es gibt keine Zellteilung, kein Wachstum und keine Fortpflanzung ohne Enzyme bzw. Katalysatoren. Durch Untersuchungen hat man festgestellt, daß für das Körpergeschehen etwa 5000 verschiedene Steuerungshilfen benötigt werden.

Für die katalytische Wirkung scheinen in der Heilerde, unter vielen anderen, besonders die Gruppe Eisenoxidul-Eisenoxid sowie Titanoxid und die Tonerde von Bedeutung zu sein; außerdem auch Mangan- und Kupferspuren. Mangan ist sehr wichtig für die Herztätigkeit.

Das Abwehrsystem des Körpers

1.

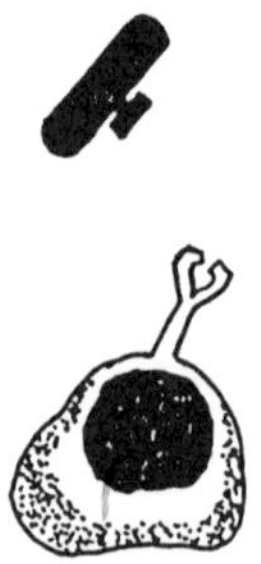

B-Lymphozyten reagieren mit Antigenen, z. B. von Bakterien.

2.

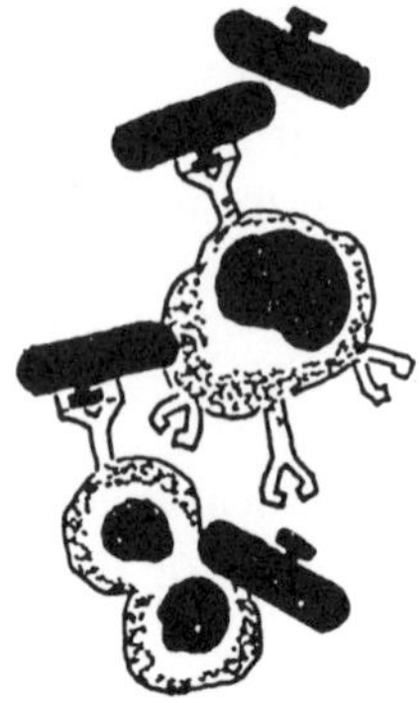

Sie entwickeln sich zu Plasmazellen, die Antikörper produzieren.

3.

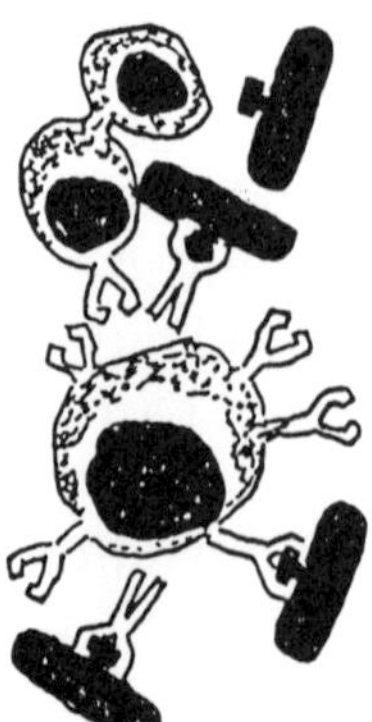

Bildung des Antigen-Antikörper-Komplexes.

4.

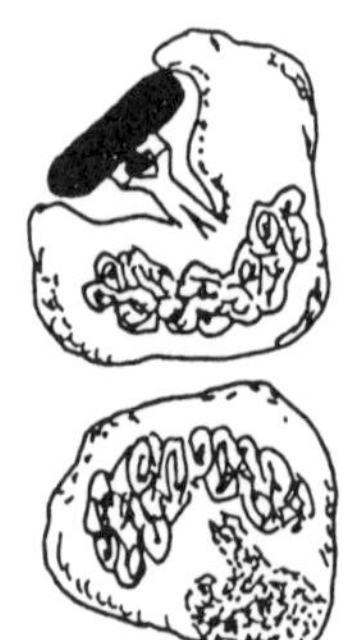

Monozyten und andere Zellen beseitigen diese Komplexe.

Auch Kupfer ist, natürlich neben Eisen, zur Bildung von Hämoglobin im Blut erforderlich. Viele Enzyme, die für den Stoffwechsel benötigt werden, enthalten Kupfer. Zu wenig Kupfer kann die Abwehrkräfte im Körper schwächen. Allergien und rheumatische Beschwerden können die Folge sein.

Heilerde birgt aber nicht nur viele katalytische Kräfte in sich, sie ist zugleich auch eine „Urenergiequelle". Als vulkanisches Gestein oder als reiner Löß unterlag sie keiner Veränderung und kann von ihrer Urenergie durch Atomumlagerung im Körper abgeben. Diese Abgabe der Energie bei der Atomumlagerung ist vielleicht auch die geheimnisvolle Quelle der katalytischen Vorgänge. Nach Dr. Hähle werden bei dieser Energieabgabe vermutlich Wellen erzeugt, die zündend auf die zunächst träge, reaktionslose Masse wirken und die in dieser schlummernde Reaktionsenergie zur Betätigung bringen.

Hufeland sagte einmal: „Es gibt ein Reagens, das feiner ist als die feinsten chemischen Reagentien und dies ist das Reagens des lebenden, menschlichen Körpers".

Doch nun wollen wir uns dem Immunsystem zuwenden, das besonders heute für den Erhalt unserer Gesundheit von entscheidender Wichtigkeit ist. In einer Welt voller Mikroben, Pilze, Viren und Gifte sind wir auf ein gut funktionierendes Immun- bzw. Abwehrsystem angewiesen. Natürlich können durch die Belastungen aus der Umwelt die Kapazitäten des Immunsystems überfordert werden. Täglich konsumieren wir ca. 200 krebserregende Substanzen durch Nahrung, Atmung und Hautberührung. Unser Umfeld wird auch zukünftig noch mit weiteren giftigen Einheiten angereichert werden.

Wir alle sind uns bewußt, welche Wirkungen es hat, wenn das Immunsystem geschwächt wird und zusammenbricht; dann kommt das Leben zum Erlöschen. Deshalb sollten wir uns sehr ernst mit diesem Thema befassen, denn es geht jeden an.

Jedes Lebewesen sucht sich gegen die feindliche Außenwelt zu verteidigen. Wenn Fremdstoffe, vor allem fremde Eiweißsubstanzen direkt in den Körper gelangen, baut dieser Abwehrkräfte dagegen auf, die man Antikörper nennt. Die Antikörper sind im Organismus erzeugte Eiweißverbindungen aus der Gruppe der Globuline. Die Antikörper werden von den Zellen des Lymphsystems hergestellt, vor allem von den B-Lymphozyten (Lymphozyten sind weiße Blutkörperchen).

Die weißen Blutkörperchen sind größer als die roten Blutkörperchen und kommen in wesentlich geringerer Zahl im strömenden Blut vor. Die roten Blutkörperchen haben keinen Zellkern mehr, sie gehen nach etwa 120 Tagen zugrunde. Die weißen Blutkörperchen dagegen stellen eine uneinheitliche Gruppe von kernhaltigen Zellen verschiedener Größen und Formen dar. Etwa 25 Billionen Blutkörperchen schwimmen im Blut eines menschlichen Körpers.

Man unterscheidet unter den weißen Blutkörperchen in erster Linie die im Knochenmark gebildeten Granulozyten. Sie können andere Teilchen in sich aufnehmen und verdauen. Sie machen 60–80 Prozent der weißen Blutkörperchen aus. Dann kommen die Lymphozyten, die etwa 20–30 Prozent der weißen Blutkörperchen ausmachen und in den Lymphknoten und in der Milz entstehen. Sie machen einen komplizierten Reifeprozeß durch. Daneben gibt es unter den Lymphozyten noch etwa 4–8 Prozent einkernige Zellen, die sogenannten Mono- oder Phagozyten, auch Freßzellen genannt. Ihre

Bildungsstätte ist noch umstritten. Die weißen Blutkörperchen könnte man als die Polizei des Körpers bezeichnen.

Stoffe, z.B. Bakterien, die im Körper eine Immunreaktion hervorrufen, nennen wir Antigene. Die Antikörper hängen sich an die Antigene und machen sie unschädlich. Bisweilen wird der Antigen-Antikörper dann direkt von Phagozyten (Freßzellen) einverleibt.

Wir können zwei Abwehrsysteme im Körper unterscheiden. Das humorale (auf die Körperflüssigkeit beziehungsweise auf das Blut bezogen) Abwehrsystem mit den B-Lymphozyten (vom Lymphgewebe des Darms ausgehend) und die zellulare Abwehrreaktion mit ihrem Sitz in der Thymusdrüse, wo die T-Lymphozyten gebildet werden. Beim gesunden Menschen müssen beide Systeme gleichzeitig in Aktion treten, wenn seine Abwehrkraft funktionieren soll.

Nach Dr. med. Dagmar Bolling, Bad Soden, ist das Immunsystem nicht klar abgegrenzt und durchdringt die meisten Gewebe des Körpers. Beim Menschen wiegen alle Bestandteile des Immunsystems zusammen knapp 1 Kilogramm. Dazu gehören ungefähr 1 Billion Zellen, die Lymphozyten und rund 100 Trillionen spezielle Moleküle, die Antikörper, die von den Lymphozyten produziert und sezensiert werden.

Der Großteil der Immunzellen befindet sich im Verdauungssystem und verteidigt den Organismus gegen schädliche Stoffe, welche wir bei jeder Mahlzeit in unseren Darmtrakt aufnehmen. Die Immunzellen stehen also mit dem Darm in enger Zusammenarbeit. Durch eine schlechte Verdauung, hervorgerufen auch durch eine unweise Ernährung (besonders durch Aufnahme von zu viel Eiweiß) gärt und fault es im Darm. Es entstehen große Mengen an Giftgasen, die das Immunsystem strapazieren. Dies habe ich bereits im Kapitel über Darmbeschwerden angesprochen. Man kann deshalb sagen, Immunschwäche beginnt meistens im Darm.

Da die Heilerde einen sehr großen Anteil an Kieselsäure besitzt, kann sie für die Aktivierung der körpereigenen Abwehrkraft von großem Nutzen sein. Gerade die Kieselsäure fördert die Bildung der Lymphozyten. Auch der Anteil des Eisens und des Mangans ist für das Immunsystem sehr bedeutend. Die Gegenwart dieser Elemente und des Kupfers ermöglicht erst die normale Funktion des Körperhaushalts.

Über das Immunsystem wurden von dem Blutforscher Bruno Haefeli in der Schweiz, einem Schüler von Prof. Dr. Enderlein, einige grundlegende Neuerkenntnisse gewonnen, die ich hier erwähnen möchte. Sie sind für den Gesamtzusammenhang, besonders auch der so zahlreichen Allergie- und Pilzerkrankungen, aufschlußreich. Daraus wird offensichtlich, daß die Gefahren für das Immunsystem nicht nur von außen kommen, sondern auch in einer Veränderung des pH-Wertes des Blutes liegen können.

Es ist bekannt, daß in dem menschlichen Zellenstaat auch Mikroorganismen, die mit ihm in Symbiose leben, eingebunden sind. Diese Lebensgemeinschaft reguliert unter normalen Bedingungen, bei einem normalen pH-Wert des Blutes, die Viskosität und übt regulierende Funktionen aus. Die Symbionten durchströmen mit dem Blut den gesamten Organismus.

Verändert sich aber der pH-Wert des Blutes, dann werden die Symbionten in eine höhere Entwicklungsstufe gehoben, d. h. angeregt, sich zu verändern. Sie können sich aus dem Primitivstadium zu höheren Formen innerhalb der genetischen Einheit „Kolloid-Bakterie-Pilz" entwickeln. Auf diese Weise können die sonst im Körper heimischen Mikroorganismen zu Pilzen, zu gefährlichen Feinden der Gesundheit werden. Durch die heutige Blutforschung konnten die Pilze im Blut nachgewiesen und fotografiert werden.

Prof. Dr. Günther Enderlein hat schon vor einigen Jahren virusähnliche Proteine (Protite) im Blut und im Gewebe erkannt, die eine regulative Funktion ausüben und dem Schutz der Gesundheit dienen. Er nannte sie Endobionten. Sie dienen als Botenstoff- und Informationsträger für die T-Lymphozyten. Die T-Lymphozyten benötigen diese Signale, um eine abwehrende Immunreaktion auszulösen, d. h. Antikörper zu bilden. Die Protiten bzw. Endobionten sind also maßgeblich am Mechanismus der Immunabwehr beteiligt. Eine Versäuerung des Gewebes und des Blutes verändert aber die Gestalt der Endobionten durch eine aggressive Entwicklung bis hin zum Pilz. So muß man sagen, daß innere Pilzerkrankungen die Folgen eines geschädigten Immunsystems sind.

Sucht der Körper sich ein Ventil, um toxisches Material aus dem Körper zu entfernen, kommt es zu einer Entzündung. Die Entzündung ist das Symptom einer gesunden Abwehrreaktion, nicht aber primär ein krankhaftes Geschehen, das um jeden Preis bekämpft und unterdrückt werden muß.

Wenn der Körper aus dieser Entzündungsphase nicht befreit werden kann, nimmt die Immunschwäche zu. Den Entzündungsvorgang durch Antibiotika und Analgetika zu unterbinden, ist keine Lösung für den toxischen Müll.

Durch Antibiotika werden zwar die Bakterien abgetötet, ihre Gifte und Leichen werden aber vom Körper in das Bindegewebe abgeschoben und abgelagert. Wird das Bindegewebe jedoch überlastet, gelangen die Giftstoffe oft wieder in den Kreislauf und es entstehen chronische Krankheiten. Läßt man aber der Körperabwehr genügend Zeit, mit dem Infekt fertig zu werden, geht das Immunsystem gestärkt aus der Belastung hervor.

Gerade bei Entzündungen hat sich die Heilerde bestens bewährt. Auch ihrer ausgleichenden Wirkung auf den pH-Wert des Blutes kommt nach den neuesten Erkenntnissen eine sehr große Bedeutung zu. Diese Tatsache sollte die Wahl der Ernährung beeinflussen. Wie bereits gesagt, sollte man säurefördernde bzw. säureproduzierende Nahrungsmittel weitgehendst meiden; besonders isolierte Kohlenhydrate. Hefepilze ernähren sich von Zucker. Hoher Zuckergenuß fördert demnach auch die Mykosen, also die pathogenen Pilze im Blut. Deshalb ist hier besonders bei allergisch veranlagten Personen höchste Vorsicht geboten. Allergien sind unangemessene Reaktionen des Körpers auf einen Reiz und somit Immunreaktionen auf Abwegen.

Ein überfordertes oder geschwächtes Immunsystem trifft Fehlentscheidungen. Es beginnt, Antikörper nicht nur gegen Antigene, sondern auch gegen Nahrungsmittel und andere Stoffe zu bilden. Die B-Lymphozyten wandeln sich unkontrolliert in antikörperbildende Plasmazellen um. Es entstehen falsche Feindbilder. Je schwächer das Immunsystem ist, desto heftiger versucht es, sich zu wehren. Überreaktionen des Immunsystems äußern sich also in Allergien. Etwa jeder vierte Bundesbürger hat allergische Erscheinungen.

Natürlich können auch Hektik im Beruf und im Alltag, schwere seelische Belastungen und negative Empfindungen, die wir unter der Bezeichnung „Streß" zusammenfassen, eine zusätzliche Belastung für das Immunsystem sein. Um dem Streß gerecht zu werden, reagiert der Körper durch erhöhten Einsatz einiger innersekretorischer Drüsen und das Immunsystem ist auf Abwehr und Spannung eingestellt. Ein gereiztes Immunsystem setzt Histamin frei, ein Gewebehormon, das erweiternd auf die Kapillargefäße wirkt und Verkrampfungen und Entzündungen im Darm hervorrufen kann.

Vielleicht ist es wichtig, hier auch noch ein Wort über die Thymusdrüse zu sagen. Gerade für ein intaktes Immunsystem ist, wie wir jetzt wissen, die Thymusdrüse in hohem Maße wichtig. Nach Dr. med. Jürgen K. Juchheim kann das Essen von zu viel fettem Fleisch ein Schrumpfen der Thymusdrüse beschleunigen.

Diplom-Ingenieur Robert Endrös hat jahrzehntelang auf dem Gebiet der Erdstrahlungen geforscht. Er berichtet in seinem Buch, daß sich eine anormale Thymusdrüsenfunktion, besonders bei gestörten Strahlungsfeldern, nachweisen läßt. Diese können durch unterirdische Wasserläufe, geologische Brüche und elektromagnetische Felder von 50 Hertz hervorgerufen werden. Es ist also vor allem die Funktion der Thymusdrüse, die über den Störstellen auf einen Bruchteil ihrer Aktivität eingeschränkt wird. Störzonen und technische Störfelder können über die Thymusdrüse indirekt auf das Immunsystem Einfluß haben. Deshalb sind technische Störfelder möglichst auszuschalten und Störzonen gilt es unbedingt auszuweichen.

(Literaturhinweis: R. Endrös „Die Strahlung der Erde und ihre Wirkung auf das Leben", Ulmer Verlag, 7201 Tuningen)

Strahlungsintensität der Thymusdrüse

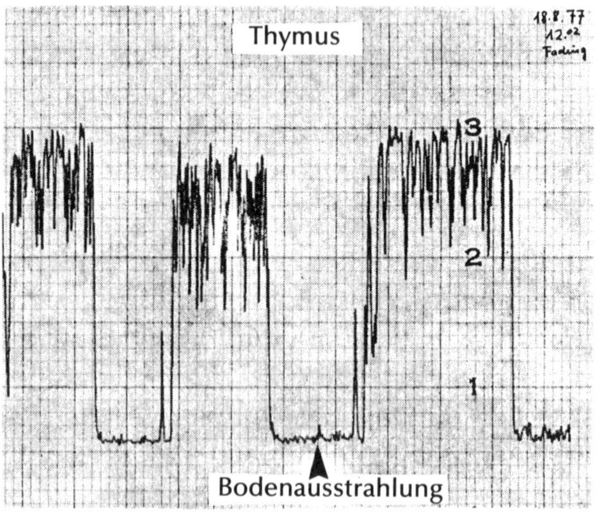

Strahlungsintensität der Thymusdrüse
($^{10}/_{10}$ = 0,100 Mikrowatt), jeweils verglichen mit der gleichzeitigen Bodenausstrahlung bei 3160 Megahertz.

(nach Endrös)

Heilerde und Wundbehandlung

Die Anwendung der Heilerde zur Wundbehandlung ist schon sehr lange bekannt. Adolf Just, der vor über 100 Jahren durch eine eigene Krankheit, die von der Schulmedizin nicht geheilt werden konnte, zur Naturheilkunde gestoßen war, berichtet in seinem Buch „Kehrt zur Natur zurück", daß ein Mann von einem großen Hund gebissen wurde. Er zog sich dabei zwei große Wunden zu; die eine war 4 cm lang und 1–2 cm tief und stand 1 cm auseinander. Der Hund hatte förmlich das Fleisch herausgerissen. Die Wunde wurde mit kaltem Wasser ausgewaschen, dann wurde feuchte Erde auf die Wunde gelegt und diese mit einem nassen kleineren Tuch verbunden. Dieser Verband wurde jeden Morgen erneuert. Die leichtere Wunde war schon am zweiten Tag geheilt; die große Wunde nach etwa 3 Wochen. Jedesmal, wenn der Verband abgelöst wurde, floß eine große Menge einer sehr übel riechenden Flüssigkeit ab. Die Erde scheint ganz besonders die Krankheitsstoffe abzuziehen und die Wunde zu reinigen, wodurch sie gewiß zum besten Mittel wird bei Wunden, ebenso bei Insektenstichen, bei Impf- und Blutvergiftungen.

Heilerde kann also bei jeder Hautverletzung, bei Schnitt-, Stich- oder Brandwunden und bei allen Geschwüren eingesetzt werden.

In dem Kapitel über die Kieselsäure wurde bereits erwähnt, daß sie am Aufbau des Bindegewebes maßgeblich beteiligt ist. Die in Form der heilkräftigen Erde gebotene Kieselsäurenahrung für das Bindegewebe mag die Ausheilung großer Wunden verständlich machen. Dabei zeigt sich auch ihre adsorbierende Wirkung gegenüber dem Eiter. Es wurden keine Narbenbildungen beobachtet.

Der Heilprozeß einer Wunde

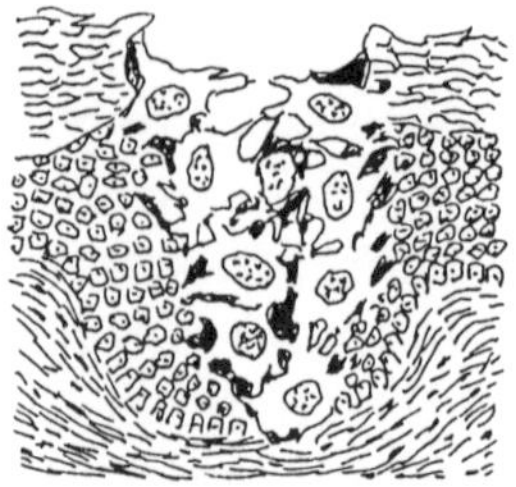

Sind durch eine Hautwunde Bakterien eingedrungen, kommen mit dem Blut weiße Blutkörperchen zur Abwehr der Feinde. Verstärkte Blutzufuhr verursacht Anschwellung und Entzündung.

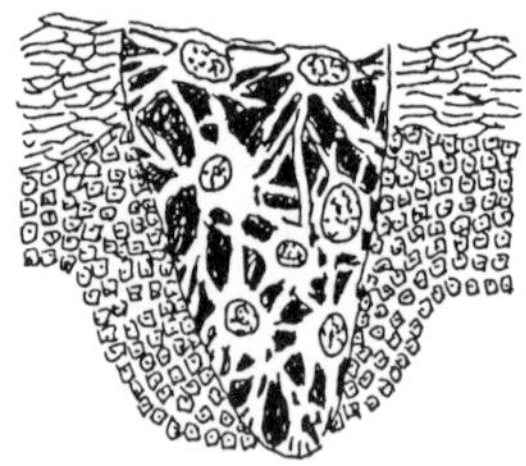

Haben die Phagozyten die Bakterien gefressen, sterben sie ab. Sie werden aus der Wunde als Eiter ausgeschieden. Frisch herangeführte Phagozyten säubern den Kampfplatz und beginnen mit dem Schließen der Wunde.

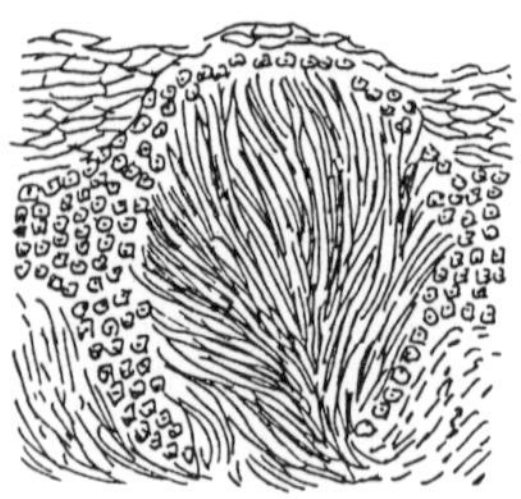

Wenn die Wunde tief ist, füllen Kollagen- und andere Fasern, geliefert von Bindegewebszellen, sie mit Narbengewebe ganz auf.

Auch das schnelle Abheilen frischer Wunden, die man mit der trockenen Erde bestreuen oder mit Erdwasserumschlägen behandeln kann, ist sicher eine Folge der Kieselsäure. Die Heilerde hat aber noch viele andere Heilmomente, die sie zur Wirkung bringt.

Dieses Kapitel möchte ich abschließen mit einigen Sätzen von Adolf Just: „Krankheiten sind günstige Heilkrisen. Bei richtiger Behandlung müssen die Fremdstoffe zur Ausscheidung kommen. Der Körper muß in seiner Ausscheidungstätigkeit unterstützt werden. Bei allen Krankheiten, bei akuten wie chronischen und auch bei Wunden, ist körperliche und geistige Ruhe eine große Hauptsache, denn der Körper hat dabei alle seine Kräfte zum Heilen nötig".

Verschiedene Arten der Anwendung der Heilerde

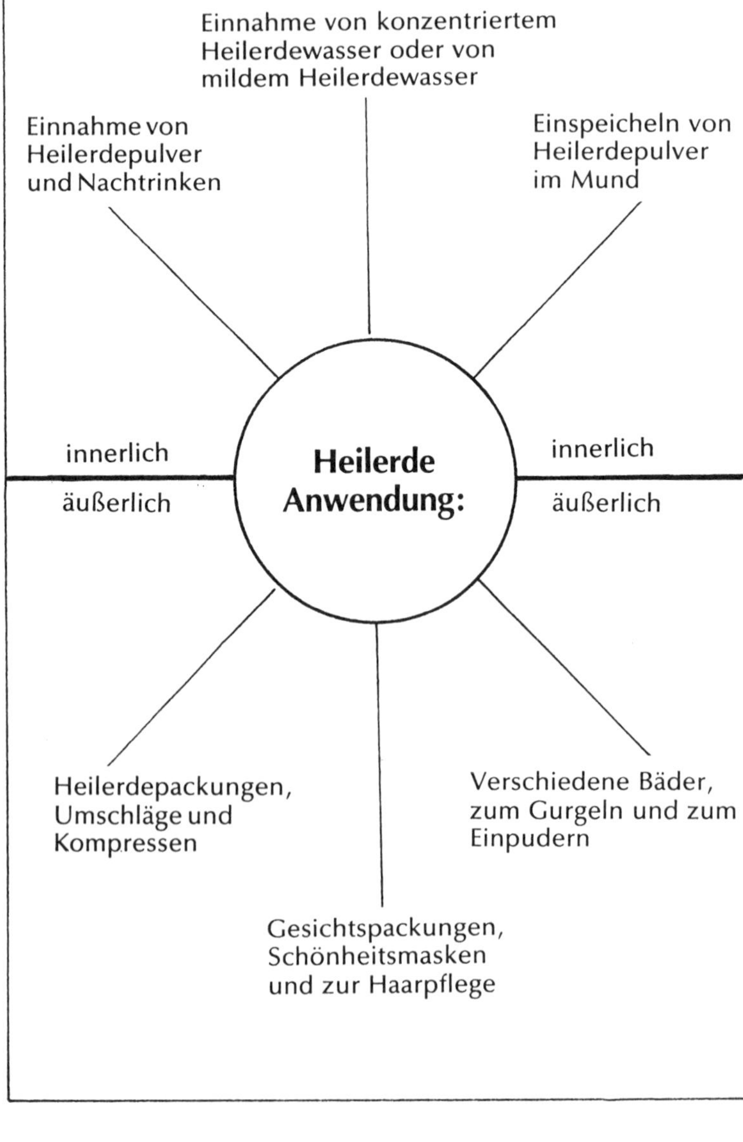

Anwendung und Zubereitung der Heilerde

Heilerde ist ein natürliches Mittel mit vielseitigen Anwendungsmöglichkeiten. Sie dient vorbeugend und heilend zugleich, sie ist ungiftig und kann nicht schaden. Selbstverständlich ist bei ernsten Erkrankungen immer rechtzeitig ein Therapeut zu Rate zu ziehen.

Die Heilerdebehandlung verlangt Geduld und Glauben in die zuverlässige Wirkung der angewandten Erde. Man kann natürlich auch die Anwendung der Heilerde mit homöopathischen bzw. biochemischen Heilverfahren verbinden.

Heilerde kann sowohl innerlich als auch äußerlich angewendet werden. Am Anfang der Heilbehandlung können sich die Krankheitssymptome verschlimmern, denn die Heilerde holt nicht nur die Giftstoffe aus dem akuten Geschehen, sondern aus dem ganzen Körper. Zuerst wird dadurch Energie weggenommen, dann jedoch durch den Regenerationsprozeß wieder neu gegeben.

Heilerde zur inneren Anwendung

Heilerde innerlich anzuwenden wird immer mehr bekannt. Es wurden schon Heilerfolge erzielt bei Magen- und Darmleiden, Magensäure, Durchfall, Gallenbeschwerden, Blähungen, Blutvergiftungen, Nierenentzündungen, Hämorrhoiden, Verstopfung, Würmern, Hautkrankheiten, Grippeerkrankungen, Frauenleiden, Nervosität, Schlaflosigkeit, Kopfschmerzen, Haarausfall, Appetitlosigkeit, Entzündungen des Mund- und Rachenraumes usw.

Für die innere Anwendung sollte die ganz feine Heilerde genommen werden. Es gibt drei Möglichkeiten der inneren Anwendung: als Heilerdewasser, sowohl als mildes als auch als konzentriertes Heilerdewasser, oder die Einnahme des Heilerdepulvers (ein Teelöffel) mit Nachtrinken, oder dann das Zergehenlassen des Heilerdepulvers (durch Einspeicheln) ohne zu kauen; dies ist besonders effektiv bei Entzündungen im Rachenbereich.

Wenn es sich mit der Lebensweise vereinbaren läßt, ist es am wirksamsten, unmittelbar nach dem Aufstehen 1–2 Teelöffel Heilerde (für Kinder die Hälfte), die am Abend vorher mit stillem Tafelwasser oder Kräutertee übergossen wurde und über Nacht gestanden hat, einzunehmen. Immer zuerst die Erde und dann das Wasser in ein Gefäß geben. Am Morgen nochmals kräftig aufrühren und langsam schluckweise trinken. Wenn ein Glas verwendet wird, sollte dieses dickwandig sein; die radioaktiven Eigenschaften der Heilerde können dünne Gläser zerspringen lassen.

Besonders zu beachten ist, daß man keinen Metall-Löffel für die Heilerde nimmt, wegen der Gefahr einer Oxidation. Wenn es möglich ist, sollte ein Holzlöffel verwendet werden.

Nach dem Heilerdetrank sollte man möglichst noch eine Stunde nüchtern bleiben, damit vor der Nahrungsaufnahme die Erde den Magen wieder verlassen hat und ihre wichtige Arbeit im Darm beginnen kann. Man kann die Heilerde auch abends vor dem Schlafengehen, möglichst zwei bis drei Stunden nach dem Abendbrot, einnehmen.

Statt des Wassers kann man natürlich auch Kräutertee nehmen, wobei der Tee so ausgewählt werden kann, daß er die Behandlung wirksam unterstützt. Es ist berichtet worden, daß dieser dadurch erst zur vollen Wirkung kommt.

Natürlich kann die Erde auch kurz vor dem Gebrauch mit Wasser angerührt werden. Man kann sie auch trokken einnehmen und einen Schluck Wasser, Tee oder Milch danach trinken.

Neben dem soeben besprochenen konzentrierten Heilerdewasser gibt es noch eine andere Möglichkeit: das milde Heilerdewasser. Man rührt es normal an, läßt die Heilerde sich setzen und rührt vor dem Trinken nicht mehr um. Der Erdsatz kann dann noch einmal aufgegossen und das Wasser nach dem Absetzen wieder getrunken werden.

Empfehlenswert ist es, morgens und abends Heilerdewasser zu trinken. Als Tagesdosis rechnet man für Erwachsene zwei Teelöffel, für Kinder einen halben bis einen Teelöffel. Die Dosis kann für Erwachsene bis zu drei Teelöffel erhöht werden bei Erkrankungen des Magen-Darm-Trakts. Für den empfindlichen Magen ist zu empfehlen, dem kalten Wasser etwas warmes Wasser hinzuzufügen, so daß das Getränk lauwarm ist. Mit heißem oder kochendem Wasser sollte man aber die Erde nie in Berührung bringen, weil dadurch ihre Wirksamkeit verändert und der Geschmack verschlechtert wird.

Falls Neigung zu Verstopfung besteht, soll Heilerde in der doppelten Menge Wasser aufgelöst und auch tagsüber zusätzlich öfters reines Wasser getrunken werden. Heilerde verfärbt den Stuhl, das ist ganz normal.

Am besten macht man eine dreiwöchige Heilerdekur. Dann sollte man eine Woche aussetzen. Danach kann man jeweils wieder eine Woche Heilerde einnehmen und wieder eine Woche aussetzen. Es ist gut, immer wieder auszusetzen, da Heilerde im Dünndarm nach Anreicherung mit Magensäure 75 Prozent ihres Gewichts an gesättigten Fettsäuren bindet. Bei der heutigen fettreichen Ernährung ist dies sehr positiv, kann aber auch nach längerer Zeit zur Entfettung des Dünndarms führen.

Heilerde ist nicht mit anderen Medikamenten zu vergleichen, geringe Dosen genügen, um zu helfen. Bei gleichzeitiger Medikamenteneinnahme sollte Heilerde eine Stunde vor der Mahlzeit eingenommen werden.

Heilerde zur äußeren Anwendung

Die äußere Anwendung der Heilerde hat sich heilkräftig bewährt bei Hautunreinheiten, Hautleiden, Akne, Pikkeln, Schuppenflechte, Insektenstichen, Verbrennungen, Verstauchungen, Blutergüssen, Zerrungen, Prellungen, rheumatischen Beschwerden, Oberflächenentzündungen wie Allergien, Ekzemen, nässenden Wunden, Eiterbeulen usw.

Die Anwendung erfolgt durch Packungen und Umschläge, Gesichtspackungen, Körperpackungen, Kompressen, Einpudern und Bäder.

Zum Anmachen des Heilerdebreis sollte man möglichst einen Behälter aus Porzellan, Steingut, Holz oder Naturmaterial, evtl. auch aus dickerem Glas nehmen. Zum Auftragen der Heilerde sollte ein Holzspachtel benutzt werden, auf keinen Fall ein Metallspachtel oder ein Metall-Löffel. Es ist ratsam, Tücher aus Wolle, Molton oder Baumwolle und Gaze zu verwenden. Synthetisches Material ist ungeeignet, da es nicht atmet und bei Umschlägen sich feuchte Kammern bilden. Als gute Alternative haben sich auch Kohlblätter als Auflage bewährt.

Die Umschläge sollten immer mit wasserdurchlässigen Stoffen abgedeckt werden; das Verdunstungswasser kann sonst nicht abziehen und die Giftstoffe bleiben in der aufquellenden Haut zurück. Nach dem Gebrauch hat die Heilerde ihre Wirkung verloren. Sie ist vollgesogen mit Giftstoffen, daher sollte sie nicht wiederverwendet werden.

Für die Umschläge kann man noch einige Tropfen ätherischer Öle wie Eukalyptusöl, Arnika, Thymian, Lavendel, Melisse, Nelke, Rosmarin usw. beimengen.

Heilerde zur Feuchtbehandlung

Die Heilerde wird mit Wasser, Essigwasser oder Kräuterabsuden (Zinnkraut, Haferstroh oder dergleichen) zu einem salbenartigen Brei verrührt. Dieser wird dann zu Pflastern, Auflagen oder zu Wickeln verwendet. Bei kleineren Wunden wird etwa 1 Zentimeter, bei größeren Wunden 1/2 Zentimeter und bei Ganzwickeln etwa 2 Millimeter dick aufgetragen. Erst wenn die Heilerde trokken ist, soll der Wickel abgenommen werden. Nach Dr. Mayer-Camberg muß man bei der Abnahme der Erde bei solchen Anwendungen kontrollieren, ob die Trocknung gleichmäßig erfolgt ist, oder ob Teilbereiche nicht erfaßt wurden. Dann muß gegebenenfalls bei der Neuauflage die Dicke des Heilerdebreis korrigiert werden; und zwar solange, bis sich auch hier die Durchblutung normalisiert hat.

Das aufzutragende Pflaster sollte doppelt so groß sein wie die zu behandelnde Fläche. Bei behaarten Körperteilen kann man ein Stück sterile Verbandsgaze zwischen Körper und Heilerde legen, damit sie sich nach der Trocknung leicht abheben läßt.

Bei längeren und wiederholten Durchführungen äußerer Heilerde-Anwendungen muß auch der Hautpflege Beachtung geschenkt werden, weil der Haut Feuchtigkeit und Fett entzogen werden. Man sollte durch pflanzliche Hautöle (Oliven-, Nuß- und andere Öle) den Feuchtigkeits- und Fettverlust wieder ausgleichen.

Der Heilerdeumschlag sollte kalt angewendet werden, damit die heilende Qualität der Erde bewahrt bleibt. Der kalte Umschlag härtet ab und steigert die Reaktionskräfte. Wer empfindlich ist, sollte vor der kalten Anwendung ein Hand- oder Fußbad, wechselweises Teilbad oder heiße Kompressen und Auflagen mit dem Heublumensack machen. Der Körper sollte warm sein; die Körperwärme muß zur Trocknung der Heilerde ausreichen. Trockentuch und Wolltuch müssen nach außen abschließen und der Körper muß warm gebettet sein.

Bei heißen Heilerdeumschlägen wird die Heilerde im Wasserbad (40 Grad Celsius) erhitzt. Heilerde soll nicht mit einer warmen Quelle in Berührung kommen, sie würde sonst ihre Wirkkraft verlieren. Gebrannte Erde wirkt nicht.

Bei warmen Heilerdeumschlägen wird dem Patienten feuchte Wärme übertragen. Dies ist angezeigt bei Verhärtungen und chronischen Entzündungen, die aufgelockert und entspannt werden sollen, bei Rheuma, Gicht, Ischias, Krämpfen, Koliken usw. Es sollte immer nur so viel Heilerde erhitzt werden, wie verwendet werden kann; zweimaliges Erhitzen ist nicht gut. Beim heißen Umschlag sollte man die Körperstelle auch mit Gaze abdecken, damit der heiße Lehm an der Haut nicht festklebt. So kann man den Umschlag, wenn er zu heiß sein sollte, abheben. Diesen Umschlag kann man im Bett mit einer Wärmflasche möglichst lange warm halten.

Auch der kleine Heilerdeumschlag, ob kalt (bei akuten Entzündungen) oder warm (bei chronischen Entzündungen), ruft örtliche Reize hervor. Er wirkt in die Tiefe und entgiftet.

Nach Dr. Hähle muß man nicht unbedingt einen dicken Heilerdebrei verwenden, wenn man Heilerde vulkanischen Ursprungs nimmt. Man rührt in 1/3 bis in 1/2 Liter Wasser 1 Teelöffel oder mehr Heilerde ein und läßt diese Mischung unter zeitweiligem Umrühren 3 Stunden stehen. Dann tränkt man ein sechs- bis achtfach zusammengelegtes Tuch aus Leinen oder anderem Naturmaterial gut mit dem Erdwasser. Das Tuch wird sanft ausgedrückt, so daß es noch gut feucht ist, ohne zu tropfen. Man legt es auf die schmerzende, verwundete oder eiternde Stelle. Darüber legt man ein trockenes Stück Stoff der gleichen Art wie das feuchte, darüber ein wollenes Tuch und steckt das Ganze mit Sicherheitsnadeln oder Klammern zusammen.

Nach etwa 2 Stunden wird der Umschlag trocken sein. Wenn er trocken ist, wirkt er nicht mehr. Er kann länger feucht gehalten werden, wenn man über das erste Tuch noch ein zweites feuchtes Tuch legt. Nur wenn der kalte Umschlag als unangenehm empfunden wird, kann man lauwarmes Wasser zum Anrühren nehmen. Feuchte Wärme ist ein wirksamer Heilfaktor. Diese Behandlung kann man auch bei offenen Beinen anwenden.

Die Packungen beziehungsweise die Umschläge sollten nicht unmittelbar nach einer Mahlzeit gemacht werden. In der Regel sollten zwischen den Anwendungen zwei bis drei Stunden liegen. Auch sollten Heilerdeauflagen immer nur an einer Stelle des Körpers angewandt werden. Die lokale Auflage nimmt Einfluß auf den ganzen Körper.

Heilerde für Gesichtspackungen

Einige Eßlöffel Heilerde werden mit kaltem Wasser oder Kamillentee zu einem dünnen Brei angerührt. Mit einem weichen Pinsel wird der Heilerdebrei etwa 1/2 Zentimeter dick auf das Gesicht gleichmäßig aufgetragen. Er muß gut antrocknen; nach 20 Minuten Wirkungsdauer wird die Maske mit Wasser oder Kamillentee abgespült. Anschließend kann die Haut mit Nährcreme behandelt werden. Ausführlich wird darauf noch im nächsten Kapitel, „Heilerde als Kosmetikum", eingegangen.

Heilerde für Bäder

Heilerdebäder fördern die Blutzirkulation. Sie wirken beruhigend auf die Haut, entgiften, regen den Stoffwechsel an und verbessern das Allgemeinbefinden. Etwa 30 Minuten soll ein Bad dauern. Für ein Vollbad nimmt man 1 bis 2 Kilo Heilerde oder weniger. Von der grünen Heilerde genügen 3 bis 10 Eßlöffel für ein Bad. Man kann noch einige Tropfen ätherisches Öl zusetzen. Nach dem Bad sollte man sich nicht trocken reiben, sondern feucht in ein Badetuch gewickelt im Bett ausschwitzen. Dadurch erhöht sich das Wohlbefinden. Auch Heilerdeteilbäder wirken günstig auf den gesamten Kreislauf.

Heilerde zum Gurgeln

Bei Halsentzündungen, Mandelentzündungen, Katarrhen der Mund- und Rachenhöhle und des Kehlkopfes hat sich das Gurgeln mit Heilerdewasser bestens bewährt. Die Qualität sollte dieselbe sein, wie diejenige, die zum Einnehmen dient. Man kann auch statt des warmen Wassers Salbeiabsud nehmen und dem Lehmwasser einige Tropfen Kräuter- Gurgelwasser beifügen. Bei Halsweh ist ein nächtlicher Hals-Lehmwickel von Nutzen.

Heilerde als Puder

Da sich die Heilerde durch ihren Mineralreichtum für einen Wiederaufbau des Gewebes eignet, hat sie auch eine günstige Wirkung auf offene Wunden und auf nässende Ausschläge. Man kann die Wunden damit bestreuen, denn sie ist antibakteriell, austrocknend, entsäuernd und desodorierend. Ein leichter Verband sichert die aufgestreute Heilerde. Manche nässenden Ausschläge verlangen zuerst eine Behandlung mit Erdwasserumschlägen, ehe man eine Trockenbehandlung vornehmen kann. Mit der feinen Heilerde können auch ganz frische Wunden behandelt werden. Sie granuliert Wundsekrete und stillt die Blutung.

Schematischer Schnitt durch die drei Schichten der Haut

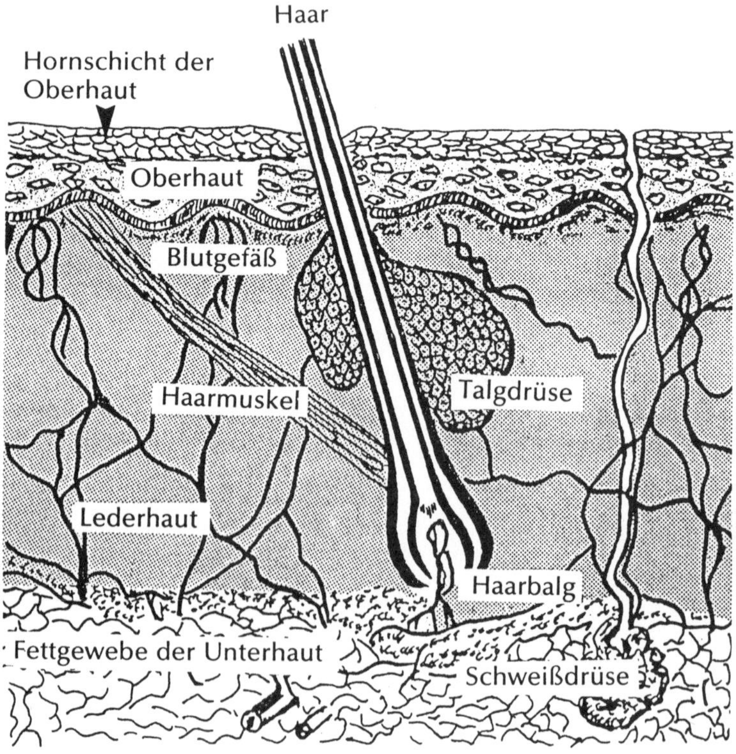

Heilerde als Kosmetikum

Heilerde ist ein weltweit bekanntes und seit Jahrtausenden bewährtes Hautpflegemittel. Ein Hautpflegemittel soll drei Anforderungen erfüllen: die Haut reinigen, die Haut pflegen und die Haut anregen. Die Heilerde erfüllt diese Forderungen in vorzüglicher Weise. Bevor wir aber zu den einzelnen kosmetischen Anwendungsbereichen kommen, ist es sicher interessant, noch kurz einige Betrachtungen über die Haut selbst zu machen.

Unsere Haut gehört mit zu den wichtigsten Organen des Körpers. Durch sie können alle anderen Organe und Gewebe beeinflußt werden. Die Haut schließt den Organismus nach außen hin ab, sie trennt scheinbar Mikrokosmos und Makrokosmos voneinander. Doch das Trennende ist zugleich auch das Verbindende.

Mit allem, was von der Außenwelt an den Körper herangetragen wird, muß sich die Haut auseinandersetzen und den Körper vor mancher Gefahr bewahren; auch vor eventuell tödlichen Angriffen von Bakterien, die auf ihrer Oberfläche landen oder leben. Die Haut dient also dem Schutz des ganzen Körpers. Überdies ist sie ein wichtiges Ausscheidungsorgan und regelt viele Lebensvorgänge. Sie scheidet gefährliche Stoffwechselrückstände in aufgelöster Form aus. Durch sie atmen wir, sie reguliert auch den Wärmehaushalt. Unsere Haut bestimmt Form und Gestaltung des Körpers mit und verleiht ihm Anmut und Schönheit.

Bei unserer Haut unterscheiden wir in ihrem geweblichen Aufbau drei verschiedene Schichten. Zuerst die Oberhaut, auch Epidermis genannt. Im innersten Teil der Oberhaut bilden sich täglich Millionen neuer Zellen. Diese schieben sich nach außen und verändern sich dabei vom gallertartigen Zellmaterial zu hornartigen Keratinzellen. Sie bilden eine Hornschicht, die zum Teil abgewaschen oder abgerieben wird. Zarte, lebende Zellen könnten in der feindlichen Umwelt nicht bestehen.

Die zweite Schicht, die Lederhaut, auch Korium genannt, besteht in ihrer Masse aus einem dichten Geflecht von Bindegewebsbündeln und Fasern, durchzogen von zahlreichen Blut- und Lymphgefäßen. Im Durchschnitt befinden sich in der Lederhaut auf 1 Quadratzentimeter bei einer Dicke von 3 Millimetern rund 100 Schweißdrüsen, $3^1/_2$ Meter Nerven, 10 Haare, 15 Talgdrüsen und fast 1 Meter Blutgefäße. Die Talgdrüsen geben der Haut die schützende ölige Glätte gegen Verletzungen und Bakterien. Sind ihre Ausführungsgänge verstopft, entstehen Mitesser, Pickel und Furunkel. Die Schweißdrüsen stellen Kanäle dar, durch die der Körper Dünste und unverdaubare Stoffe nach außen abstößt. Sie dienen auch der Reinigung des Nervensystems.

Die dritte Schicht ist das Unterhautzellgewebe, auch Subcutis genannt. Das Bindegewebe wird hier lockerer und das Fettgewebe lagert sich in traubenförmiger Anordnung in wechselnd großer Menge ein. Diese Schicht ist bei den einzelnen Menschen verschieden.

Die äußere Haut spiegelt die „innere Haut" des Darmes, der Niere, der Leber usw., wider. Sie ist also zum großen Teil Ausdruck der allgemeinen Körperverfassung. Zur Hautpflege gehören deshalb auch regelmäßige Stuhlentleerung und gute Stoffwechselvorgänge im Körper. Dazu kann die innere Anwendung der Heilerde dienlich sein.

Doch wenden wir uns jetzt der äußeren Pflege der Haut zu. Dafür haben wir in der Heilerde ein ausgezeichnetes

Kosmetikum. Die Heilerde dringt tief in die Haut ein, regelt durch ihre alkalische Wirkung den pH-Wert und absorbiert aus der Haut Krankheitsstoffe, Stoffwechselgifte und überschüssigen Talg. Sie beseitigt Entzündungen und Eiterherde und reinigt die Haut von abgestoßenen Hautpartikeln. Sie bewirkt auf der Haut eine höhere Sauerstoffzufuhr und Zirkulation, wirkt wie eine sanfte Massage und gibt ihr eine natürliche Tönung.

Durch gleichzeitige Abgabe von Mineralien und Spurenelementen wird das Bindegewebe gestützt und die Elastizität der Haut erhalten und verbessert. Gerade die Elastizität der Haut – besonders im Halsbereich – ist ein erwünschter Ausdruck der Jugendfrische.

Heilerde kann als Gesichtskompresse oder als Schönheitsmaske, auch mit verschiedenen Zutaten wie z. B. ätherischen Ölen, Kräutertinkturen, Obstessig, Gurkensaft usw., angewandt werden. Aber auch als Haarpflegemittel, Gurgelwasser, Zahnpasta und als Seife wird sie verwendet.

Besonders der Zusatz von ätherischen Ölen kann die kosmetische und belebende Wirkung der Heilerde sehr verstärken. Die pflanzlichen Öle haben mit dem aufgenommenen Sonnenlicht auch Lebenskräfte und Schwingungen gespeichert. Sie können durch ihr kleines Molekulargewicht die Hautschranken leicht passieren und in das Bindegewebe, in die Lymphbahnen, in die Muskulatur und in den Blutkreislauf hinein wirken. Die ätherischen Öle sollten jedoch immer wieder gewechselt werden, damit kein Gewohnheitseffekt auftritt.

Heilerde als Schönheitsmaske

Diese Maske dient zur Straffung der Gesichtshaut und zur Reinigung der Oberhaut. Pickel und Mitesser wer-

Gesichtspackung

(Die Partien unter den Augen und um den Mund werden ausgespart)

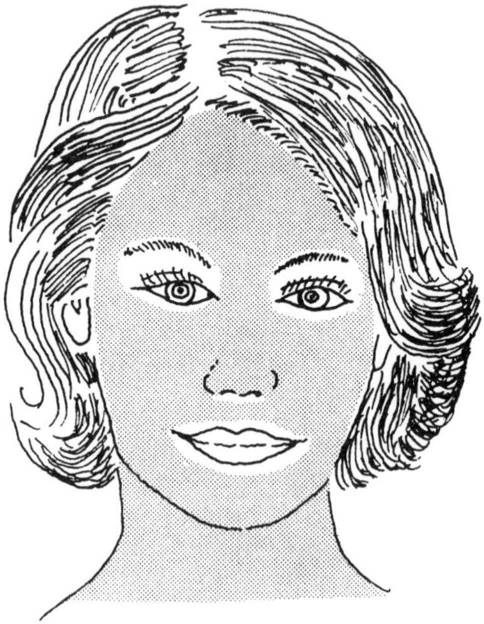

Strafft die Gesichtshaut, macht sie geschmeidig, beseitigt Hautunreinheiten, Pickel und Mitesser.

den bei konsequenter Anwendung verschwinden und der Teint wird feinporig und rosig.

Man nimmt Heilerde (etwa 3–4 Eßlöffel) mit Wasser oder Gurkensaft, oder Tomatensaft, oder Karottensaft, oder Kamillentee zu gleichen Teilen und verrührt sie mit dem Zusatz zu einem streichfertigen, cremeartigen Brei. Dieser Brei wird dann mit der Hand, besser mit einem breiten Pinsel, auf die Gesichtshaut aufgetragen. Die Partien unter den Augen und um den Mund werden ausgespart. Die Halsregion kann jedoch einbezogen werden. Der Brei wird etwa 1/2 Zentimeter dick aufgetragen. Trägt man den Brei dünn auf, trocknet er schneller, trägt man ihn dicker auf, benötigt die Trocknung längere Zeit, dafür ist jedoch die Reinigung intensiver. Je trockener die Maske ist, umso mehr Wasser und Gift werden aus der Haut herausgezogen. Um einer schnellen Trocknung vorzubeugen, ist es sinnvoll, das Gesicht mit einem feuchten Tuch zu bedecken.

Die Maske wird nach der Trocknung mit kaltem oder lauwarmem Wasser abgespült. Man kann auch auf die trockene Heilerde ein nasses Handtuch legen, bis sie wieder feucht wird und sie dann kreisförmig abwaschen. Dabei schmirgelt die feine Heilerde tote Hornschüppchen ab. Bei ganz empfindlicher und trockener Haut kann die Anwendung auf 10 bis 15 Minuten begrenzt und vorher etwas Hautcreme aufgetragen werden. Wer zu roten Äderchen neigt, sollte allerdings die Heilerde vor dem Austrocknen mit Wasser abnehmen, sonst wird die Haut zu stark durchblutet und die Äderchen verschlimmern sich.

Es gibt die verschiedensten Rezepte für Gesichtsmasken. Man kann zur Heilerde sowohl kaltgepreßte Pflanzenöle oder süße Sahne, als auch die verschiedensten Kräutertinkturen z.B. Arnika, Ringelblumen, Hamamelis, Salbei usw., ebenso auch Teeabsude, z.B. Fenchel, Kamille, Pfefferminze usw., nehmen. Auch Extrakte oder Abkochungen aus Birkenblättern, Efeublättern, Linde, Liebstöckel, Brennessel, Sauerampfer, Schafgarbe, Löwenzahn usw.können verwendet werden. Geeignet sind auch Zitronensaft oder Obstessig (1 Teelöffel auf 3 Eßlöffel Heilerde). Eine weitere Möglichkeit ist die Verwendung von Heilerde und Weizenkleie, 1:1 mit Wasser verrührt. Als Zusatz können ätherische Öle, bei fetter Haut etwa Zypresse und Zitrone, bei gereizter, entzündlicher Haut Karotte und Galbanum (das Harz einer aus dem Irak/Iran stammenden Fenchelart), genommen werden.

Nach der Maskenanwendung kann man die Haut eincremen oder sie ohne jede Nachbehandlung lassen, da besonders in der Nacht noch nachträglich Gifte ausgeschieden werden können. Bei sensibler Haut sollte höchstens einmal wöchentlich eine Heilerdemaske aufgelegt werden, ansonsten kann man sie zwei- oder dreimal wöchentlich auftragen, um die Haut zu straffen und zu verjüngen.

Heilerde als Ölmaske

Die Heilerde wird mit Olivenöl verrührt, eventuell mit einigen Tropfen Mandelöl als Zusatz. Diese Mischung kann auf Pustel und Pickel aufgetragen werden. Sie kann auch über Nacht einwirken und am Morgen abgewaschen werden.

Gerade die Gesichts- und Hautunreinheiten wie Mitesser, Pusteln und kleine Eiterherde machen vielen jungen Menschen sehr zu schaffen. Fast die Hälfte der Jugendlichen leidet an Akne. Oft verschwindet die Akne wieder, doch gibt es viele Patienten im reiferen Alter. Deshalb möchte ich hier im Rahmen der Kosmetik noch näher darauf eingehen.

Heilerde zur Aknebehandlung

Bei vielen jungen Menschen arbeitet der Stoffwechsel durch ihre körperliche Entwicklung unregelmäßig. Von den Verdauungsorganen wird zu viel Fett zur Haut transportiert, um es auszuscheiden. Mit dieser Aufgabe wird die Haut aber nicht fertig und die Talgdrüsen verstopfen sich. Dadurch entstehen Mitesser und kleinere oder größere Knötchen, die sich entzünden und eitern. In den gestauten Fettpfropfen bilden sich Bakterien, die das umliegende Gewebe entzünden. Wenn die Pusteln reif sind, entleeren sie ihren Eiterinhalt.

Sehr oft liegt bei Akne, bedingt durch eine eventuelle Fehlernährung, eine übermäßige Fettzufuhr und durch Mangel an Ballaststoffen und Enzymen eine Darmträgheit vor, die Giftstoffe in den Körper streut. Deshalb muß zuerst der Stoffwechsel durch weniger Fettzufuhr und durch Vermeidung von Süßigkeiten in Ordnung gebracht werden, denn Zucker kann im Körper in Fett umgewandelt werden. Außerdem versäuern isolierte Kohlenhydrate wie Zucker und weißes Mehl das Blut und nähren pathogene Pilze. Bei 30 bis 40 Prozent der Jugendlichen hat man in letzter Zeit Pilze im Magen und im Darm festgestellt, nach Erfahrungen der Hautärztin Dr. Hannelore Aretz, Velbert. Dies deckt sich genau mit dem, was in dem Kapitel über das Immunsystem gesagt wurde.

Deshalb ist eine Umstellung auf Vollwertkost mit viel Rohkost und eine Regelung des Stoffwechsels und der Darmfunktion unerläßlich. Zu empfehlen ist morgens und abends ein Glas Heilerdetrank und tagsüber geeignete Kräutertees und stilles Wasser sowie Vermeidung von Nikotin und Alkohol.

Als äußere Anwendung kann täglich oder jeden zweiten Tag 15 Minuten lang eine leichte Heilerde-Gesichtsmaske erfolgen, am besten mit Kamillentee angerührt. Man kann je einen Tropfen Karotte und Galbanum-Öl dazu geben (nach Dr. Beate Rieder). Die Maske wird dann mit kaltem oder lauwarmem Wasser abgewaschen. Die Heilerdemaske entzieht der Haut das überschüssige Fett, sie trocknet sie sozusagen aus. Natürlich kann man von wenigen Lehmpackungen nicht sofort eine Heilung erwarten. Dazu braucht es Geduld, weil es auch einer inneren Sanierung des Körpers bedarf.

Bei Akne sollte man wegen der Reizwirkung Seife vermeiden. Man kann sich auch mit Heilerdewasser waschen und anschließend mit der Innenfläche einer unbehandelten Zitronenschale abrubbeln. Auch Gesichtsdampfbäder können von Nutzen sein.

Schöne Haare durch Heilerde

Auch zur Haarpflege eignet sich Heilerde vorzüglich, da der ihr eigene pH-Wert dem der Haut ähnlich ist. Durch ihre adsorbierende Eigenschaft wirkt sie entfettend und ist deshalb für trockenes und auch für fettiges Haar geeignet. Eine leichte Mischung aus Wasser und Heilerde etwa 1/2 Stunde auf das Haar einwirken lassen. Danach mit warmem Wasser ausspülen und anschließend nachspülen.

Man kann auch den Heilerdebrei im Wasserbad anwärmen und mit einem breiten Pinsel in das gescheitelte Haar streichen. Zum besseren Einziehen kann die Kopfhaut unter einem umgewickelten Handtuch schwitzen. Nach 20 Minuten sollte die Heilerdepackung abgespült werden. Es wird empfohlen, diese Anwendung zweimal wöchentlich durchzuführen.

Es gibt auch die Möglichkeit, ein Heilerdeshampoon herzustellen: 200 ml Wasser, 50 Gramm Seifenflocken und ein Eßlöffel Heilerde werden miteinander verrührt und eventuell noch einige Tropfen ätherisches Öl zugegeben.

Durch ihren hohen Kieselsäuregehalt verleiht die Heilerde bei innerer Einnahme auch dem Haar neuen Glanz und kräftigt die Nägel. Die innere Regeneration wird sich nach einiger Zeit auf die Haut auswirken, denn die Haut ist der Ausdruck unserer inneren Wirklichkeit.

Schlußgedanken

Sicher ist uns im Laufe dieses Buches bewußt geworden, daß wir in der Heilerde ein jahrtausendealtes Volksheilmittel in den Händen haben. Es ist ein rein biologisches Mittel, das jeder Mensch ohne Schwierigkeiten selbst auch anwenden kann. Die Anwendung ist überaus einfach und innerhalb weniger Tage sind wir bestens mit ihr vertraut. Heilerde ist auch ein natürliches, sanftes Kosmetikum.

Der Vorteil der Heilerde liegt darin, daß sie auch bei längerem Gebrauch, der bei chronischen Gesundheitsstörungen erforderlich ist, keine unerwünschten Nebenwirkungen zeigt. Lediglich ist Vorsicht geboten bei Bluthochdruck und chronischer Verstopfung. Bei Einnahme von Heilerde sollte man auf sehr fettreiche Kost verzichten, da Öle eine Verklumpung der Heilerde verursachen und Organverstopfungen nach sich ziehen können.

Heilerde will vor allem die Selbstheilkraft des Körpers anregen, damit der Körper mit eigenen Mitteln mit der Krankheitsursache fertig werden kann. Krankheitsursachen können vielfältiger Art sein. Besonders aber sollten drei Faktoren in Betracht gezogen werden.

1.

Fehler in der Ernährung: Die meisten Krankheiten entstehen durch Fehler in der Ernährung. Wenn das Blut dickflüssig wird durch zu viel Stärke, Weißbrot, große Mengen an Fleisch, Käse, Kuchen und Fertiggerichten, kann es die Schadstoffe nicht schnell genug wieder abbauen. Obwohl die Heilerde sanierend eingreifen kann, muß die Krankheitsquelle ausgeschaltet werden. Dies ist die Voraussetzung für eine dauerhafte Regenerierung.

2.

Die Standortfrage: Die Standortfrage kann auch wesentlich zu einer Krankheitsentwicklung beitragen. Störungen im erdmagnetischen Feld über Wasseradern und geologischen Brüchen können krankhafte Reaktionen auslösen. Dies kann besonders während des Schlafens geschehen, wenn der Körper regenerieren sollte. Auch technische Störquellen wie elektrische Geräte oder Kabel in der Nähe einer Schlafstelle können die körpereigenen Rhythmen stören. Vor allem die Thymusdrüse und die Epiphyse fallen zurück und die Schilddrüse und die Nebennieren entwickeln eine sprunghafte Aktivität. Im Kapitel über das Immunsystem wurde bereits auf die möglichen Folgen hingewiesen.

3.

Nervenspannungen: Auch Nervenspannungen können im Körpergeschehen zur Krankheit führen. Gefühle wie Kummer und Verzweiflung können sich auf den Teil des Körpers niederschlagen, der die Hypophyse und die Nebennieren aktiviert. Es wird Cortison, das den Stoffwechsel reguliert, in überhöhten Mengen ausgeschieden. Aggressionen wie Zorn und Ungeduld wirken sich auch auf den Teil des Gehirns aus (Mandelkern), der das Nebennierenmarksystem ankurbelt und Stoffe freisetzt, die den Herzschlag beschleunigen sowie den Blutdruck und den Gehalt ungebundener Fettsäuren im Blut erhöhen. Geschieht dies zu oft und zu lange, dann gerät der Abwehrmechanismus des Körpers durcheinander und es können Krankheiten auftreten.

Wenn eine Heilbehandlung nachhaltig wirken soll, müssen somit die Ernährung vollwertig, der Arbeitsplatz und Schlafplatz völlig neutral und die Gefühle weitgehendst ausgeglichen sein.

Dies ist natürlich der Idealfall. Doch wir können diesen Idealfall anstreben. Nach und nach wird sich unser Verhalten langsam ändern und unsere Gesundheit und unser Wohlbefinden werden sich dadurch bessern.

Auf alle Fälle kann uns die Heilerde bei einfachen akuten Gesundheitsstörungen helfen. Es ist Hilfe zur Selbsthilfe. In allen anderen Fällen soll unbedingt ein Arzt oder ein Heilpraktiker befragt werden, wobei nicht gesagt sein soll, daß man Heilerde nur bei harmlosen Krankheiten verwenden kann.

Es wurde schon erwähnt, daß für Paracelsus die Heilerde Grundbestandteil seiner Medikamente gegen die Pest war. Bei der Pest handelt es sich um eine bakterielle Infektionskrankheit, die durch Nagetiere, meistens durch Ratten, auf den Menschen übertragen wird. Es kommt zu Lymphgefäßentzündungen und auf dem Blutweg wird der ganze Organismus vergiftet. Die Haut verfärbt sich wegen der mangelnden Blutversorgung düsterblau, daher die Bezeichnung „der schwarze Tod". Hier hat sich Heilerde bestens bewährt.

Wir müssen wieder eine richtige Einstellung zur Natur finden, um auch ihres Schutzes und ihrer Kraft teilhaftig zu werden. Durch Heilerde werden die Stoffwechselgifte gebunden und die Arbeit der Drüsen harmonisiert. Neue Energien werden geweckt und gefördert.

Früher mußte man Heilerde mühsam selbst ausgraben und sterilisieren. Heute benutzt man die bereits fachmännisch aufbereitete Heilerde.

Die Heilmittel und die Heilweisen haben vielfach gewechselt und haben sich gewandelt. In der Heilerde haben wir ein uraltes Naturheilmittel, das es schon im Altertum und im Mittelalter gab und das uns auch heute noch zur Verfügung steht. Heilerde ist kein Allheilmittel. Man kann von ihr nicht alles erwarten und doch kann man erfahren, daß sie hilft und heilt und in vielen Fällen geradezu Wunder gewirkt hat.

Der Leibarzt des römischen Kaisers, Marc Aurelius (131-201 n.Chr.), Galens, sagte: „Der beste Arzt ist die Natur. Sie heilt nicht nur drei Viertel aller Krankheiten, sondern spricht auch nicht schlecht von ihren Kollegen und kennt keinen Brotneid."

Auf die Kraft der Natur zu vertrauen, hat nichts mit Aberglauben zu tun, ganz im Gegenteil, dies zeigt wahre Intelligenz. Der Mensch ist hineingeboren in die Natur und ist ein Teil der Natur. Die Natur steht uns zur Verfügung, um aus ihr Kraft und Widerstandsfähigkeit zu gewinnen, um ein gesunder Mensch zu werden und zu bleiben.

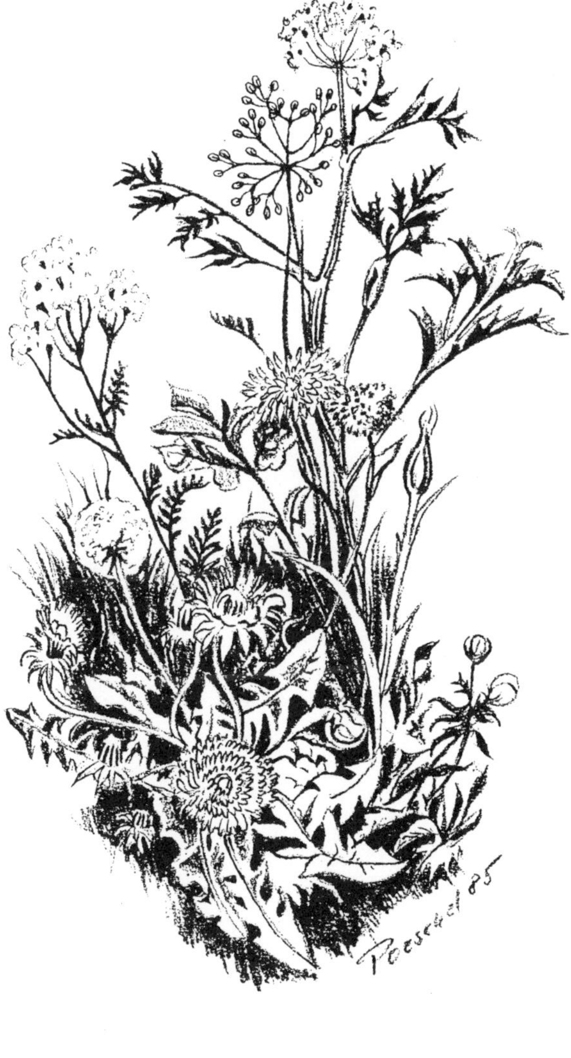

Literaturverzeichnis

Abehsera, Michel: Heilerde – die natürliche Medizin, Goldmann-Verlag, 8000 München – 1988

Backhaus, Anita: Heilen ohne Pillen und Spritzen, Verlag H. Bauer KG, 7800 Freiburg – 1977, 7. Auflage

Bernau/Meyer Prof. Dr. med.: Gesundheit, die aus der Natur kommt, Manfred Pawlak Verlagsgesellschaft mbH, Herrsching

Bourgeois, Pierre: Soignez-vous avec L'Argile, Editions De Vecchi S.A., F-75008 Paris – 1987

Der Lehm, Seine wunderbare heilkräftige Wirkung, Druck und Verlag Hans Lüthy, Bern

Endrös, Robert: Die Strahlung der Erde, G.A. Ulmer Verlag, 7201 Tuningen – 1980, 2. Auflage

Fischer/Glaeske: Akne – Ratgeber Gesundheit, Stiftung Warentest, 7000 Stuttgart – 1990

Galjaard, H. Dr.: Atlas der Medizin, Manfred Pawlak Verlagsgesellschaft mbH, Herrsching – 1985

Häberle, Thomas: Helfen und Heilen Veritas-Verlag, A-Wien

Hähle, Hermann Dr.: Warum ist Erde ein Heilmittel? Die neue Heilkrafterde sandfrei, Verlag Dr. Hähle's, Dresden – 1929

Haefeli, Bruno: Die Blut-Mykose, Medinca Verlag, 1987, CH-Zug

Juchheim Dr./Poschet: IMMUN BLV Verlagsgesellschaft mbH, 8000 München 40 – 1988

Just, Adolf: Kehrt zur Natur zurück, A. Graff, Braunschweig – 1896

Kahn, Fritz: Der menschliche Körper, Manfred Pawlak Verlagsgesellschaft mbH, Herrsching

Keen, Martin: Der Mensch, Neuer Tessloff Verlag, 2000 Hamburg – 1971

Kirchhoff, Richard: Arzneilose Heilung, Heilverlag, 7000 Stuttgart – 1963

Kurth, Hanns: Richtig leben, länger leben,
Heyne-Verlag, 8000 München – 1986

Leibold, Gerhard: Heilerde,
ECON-Taschenbuch-Verlag, 4000 Düsseldorf – 1988

Lotz, K. E.: Willst du gesund wohnen?
G. A. Ulmer Verlag, 7201 Tuningen – 1989, 12. Auflage

Lotz/Ulmer: Einführung in die Bau- und Wohnökologie,
G. A. Ulmer Verlag, 7201 Tuningen – 1986

Meyer: Meyer's großes Taschenlexikon,
Lexikonredaktion des Bibliographischen Instituts,
Mannheim – 1981

Mommsen, H. Dr.: Der Gesundheits Brockhaus,
F. A. Brockhaus, Wiesbaden – 1976

Nöcker, Rose-Marie: Heilerde – Gesundwerden aus der Kraft der Natur, Heyne-Verlag, 8000 München – 1985

Pachtmann, Joseph: Der sichere Weg zur Gesundheit,
F. C. Mayer-Druck, 8000 München 40 – 1982

Rauscher, W. H.: Tödliche Mykosen,
Walter H. Rauscher, 7500 Karlsruhe

Rieder/Wollner: Duftführer,
Primavera, 8961, Sulzberg

Saile, Felix Dr. med.: Die Haut,
M. E. G. Gottlieb, Diaderma-Haus, Heidelberg

Tarnowski, W. + K.: Unser Körper,
Neuer Tessloff Verlag, 2000 Hamburg – 1972

Therapie und Heilung im Kraftfeld von AION A,
Emma Kunz Heilprodukte AG, CH 8116 Würenlos

Ulmer, G. A.: Die besonderen Heilkräfte von Hafer und Hirse,
G. A. Ulmer Verlag, 7201 Tuningen – 1991

Ulmer, G. A.: Kleines Umweltlexikon,
G. A. Ulmer Verlag, 7201 Tuningen – 1988

Vonarburg, Bruno: Gottes Segen in der Natur,
Christina-Verlag, CH-8260 Stein am Rhein – 1987, 5. Auflage

Von Roques, R. Dr.: Alte Heilweisen neu entdeckt,
Feuerberg Verlag, 3000 Hannover

Register

Im gleichen Verlag erschienen:

Ernährung mit Vernunft
Wer nach einer gesunden Ernährung strebt und sich darüber Klarheit verschaffen will, sollte dieses Buch lesen.
208 Seiten, 29 Abb., 100 Rezepte. ISBN 3-924191-12-3 DM 16,80

Reisdiät – Gleichgewichtsdiät mit Aufbaukost
In diesem Buch der erfahrenen Ernährungstherapeutin Gertraud Radke wird die Reisdiät in allen Einzelheiten beschrieben, ebenso auch die Aufbaukost.
120 Seiten, brosch. ISBN 3-924191-43-3 DM 16,–

Die besonderen Heilkräfte von Hafer und Hirse
Hafer und Hirse zeichnen sich durch ihren Reichtum an Vitaminen und Mineralien, Faserstoffen und Spurenelementen nicht nur als Vollwertnahrung, sondern auch als Heilnahrung aus. Kranke mit Schädigungen der Knorpelgelenke und Arthrose haben durch Einnahme von Hirseflocken Hilfe erfahren.
64 Seiten, 13 Grafiken, ISBN 3-924191-46-8 DM 14,80

Einführung in die Bau- und Wohnökologie
In diesem Buch werden die Bauökologie, ökologische Bauplanung, ökologische Baustoffe, ökologische Haustechnik und Raumausstattung sowie die Zusammenhänge der Wohnökologie verständlich dargestellt.
192 Seiten, brosch., 13 Abb., 57 Grafiken. ISBN 3-924191-20-4 DM 29,80

Die Strahlung der Erde und ihre Wirkung auf das Leben
In diesem Buch werden die Lebensvorgänge auf dem Boden der Erde im kosmischen Strahlungsfeld erörtert. Es wird versucht, den physikalisch-biologischen Weg zu vollziehen. Ganz neue Tatsachen konnten aufgedeckt werden, vor allem das Strahlungsfeld in den Mikrowellen als bestimmender Faktor aller Lebensvorgänge.
228 Seiten, 92 Grafiken und Abb., geb.,
Ganzleinen. ISBN 3-924191-50-6 DM 36,–

Sind Mikrowellenherde Gefahrenherde?
Es stellt sich die brennende Frage, ob Mikrowellen außer thermischen Wirkungen auch biologische Schadwirkungen verursachen. Das Buch sucht, darauf eine Antwort zu geben.
48 Seiten, brosch., 8 Abb. ISBN 3-924191-31-X DM 14,80

Müllverbrennung unser Schicksal?
In diesem Buch sollen sachliche Informationen und Grundlagen zu diesen „brennenden“ Themen gegeben, aber zugleich auch Alternativen aufgezeigt werden, die aus der Sackgasse führen.
64 Seiten, brosch., 11 Abb. ISBN 3-924191-34-4 DM 14,80

Unser Wald darf nicht sterben!
Ein Bildband mit 50 großformatigen Farbaufnahmen und 11 Grafiken. Der Bildband informiert über alle bekannten und noch wenig bekannten wichtigen Einzelheiten zum Thema „Waldsterben“.
96 Seiten, brosch. ISBN 3-924191-01-8 DM 9,80

Gesundheit aus dem und für den Garten
Eine Anleitung zum biologischen Gärtnern von Josef Kupi, der jahrzehntelang als Fachberater im Obst- und Gartenbau tätig ist. Was er schreibt, ist in seinem Garten beobachtet und ausprobiert.
80 Seiten, brosch., 68 Abb. und Tabellen. ISBN 3-924191-35-2 DM 14,80

Wirksamer Vogelschutz im Garten und ums Haus
In diesem Buch werden Hinweise gegeben für Nisthilfen und für die Gestaltung eines geeigneten Lebensraumes für Vögel. Ebenso auch für die Winterfütterung. Vogelschutz ist Lebensschutz.
64 Seiten, brosch., 20 Abb. ISBN 3-924191-33-6 DM 14,80

Kommt und erlebt die Wunderwelt des Waldes
von Dr. Sigrid Lechner-Knecht
Dieses Buch gibt einen Einblick in die Zusammenhänge der Natur und in unsere gesamte Mitwelt und ist ein Brückenschlag zur Ganzheit der Schöpfung. Im zweiten Teil des Buches sind viele interessante Waldspiele für Kinder.
256 Seiten, brosch., 58 Abb. und Grafiken. ISBN 3-924191-37-9 DM 26,–

Vom wahren Sinn des Lebens
Anhand biblischer Beispiele wird in diesem Buch der Versuch unternommen, ein Modell für ein neues Denken zu zeigen, das ökumenisch und ökologisch sein muß und die Grundlage für eine Zukunft des Friedens bietet.
128 Seiten, brosch., 178. Abb. ISBN 3-924191-03-4 DM 16.80

Günter Albert Ulmer Verlag · Postfach 40 · 78609 Tuningen